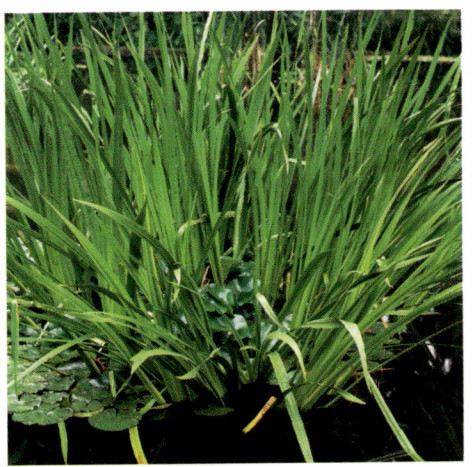

Gesund durch

Ingwer

GesundheitsRatgeber

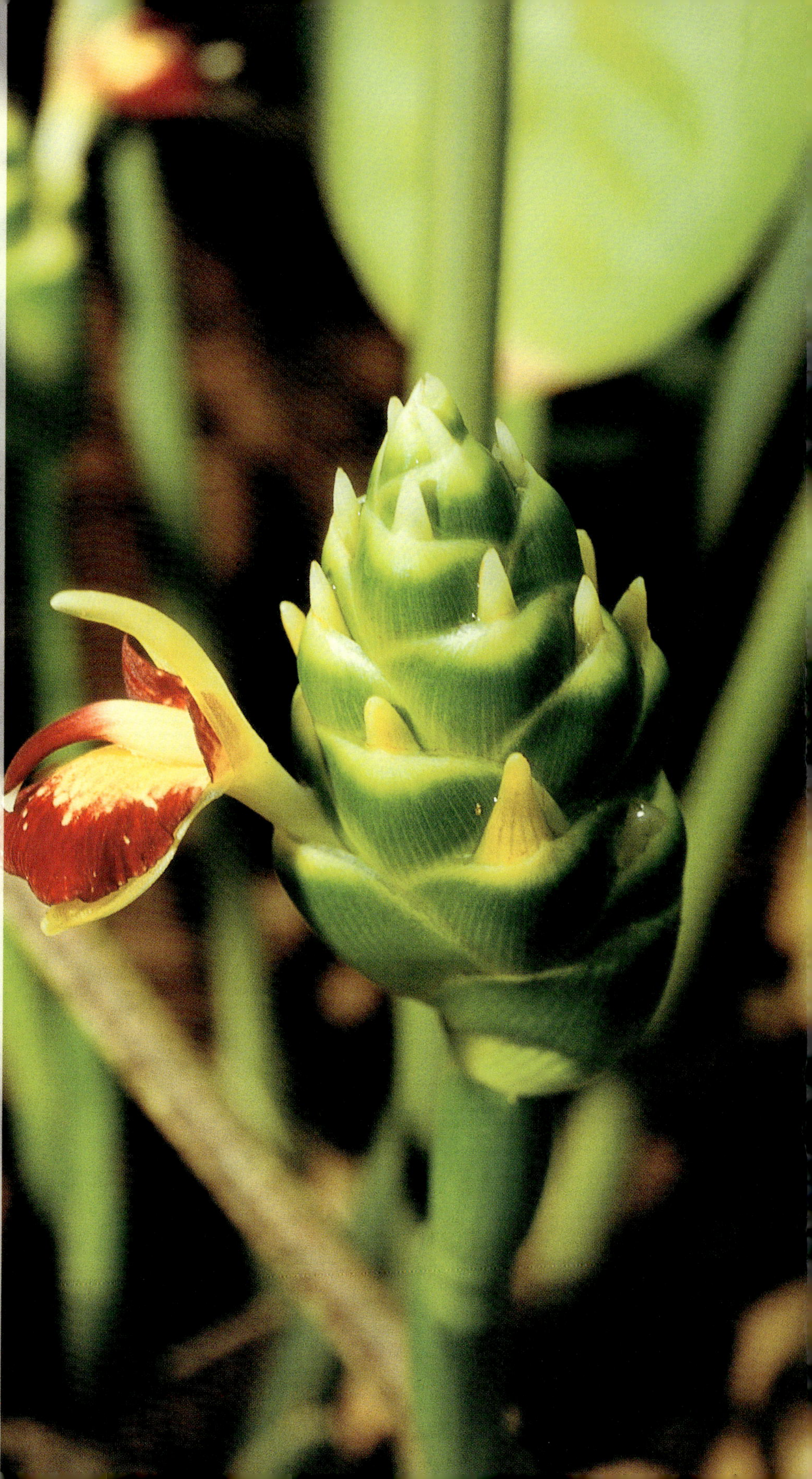

Susanne Poth / Regina Sauer

Gesund durch
Ingwer

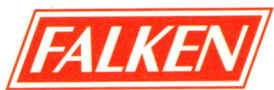

Inhalt

Vorwort

Ingwer ist ein Heilmittel, Ingwer ist ein Gewürz. Es wäre schade, ihn ausschließlich als das eine oder das andere zu betrachten. Dieses Buch haben zwei Autorinnen für Sie geschrieben, deren Anliegen es war, Ingwer sowohl unter medizinischen als auch unter geschmacklichen Aspekten vorzustellen. Die eine ist Apothekerin und informiert Sie über die positiven Wirkungen des Ingwers auf Ihre Gesundheit. Ingwer gilt schon seit langem als die Hausapotheke für Magen und Darm, darüber hinaus hilft er gegen Rheuma, lindert Schmerzen, stärkt das Immunsystem, wirkt gegen Bakterien und, und, und ...
Die andere ist Soziologin und leidenschaftliche Ingwerköchin. Sie unterhält Sie mit einem Beitrag zur Kulturgeschichte des Ingwers und macht Sie mit den Besonderheiten der Ingwerküche vertraut.

Beide Autorinnen sind bekennende Ingwer-Fans, beide wissen Ingwer als Gewürz und als Heilmittel zu schätzen. Nicht jeder wird ihre Begeisterung teilen. An der temperamentvollen Knolle scheiden sich nämlich die Geister. Die einen lieben ihn, die anderen hassen ihn. Dazwischen gibt es kaum etwas. Aber gleichgültig lässt er keinen. Wer Ingwer nicht mag, sollte sich auch nicht dazu zwingen, ihn zu essen, nur weil er gesund ist. Wer aber Angst hat, dass Ingwer zu scharf oder schwer verträglich ist, braucht nichts zu befürchten. Ingwer ist nicht nur sehr bekömmlich, sondern verbessert auch die Verträglichkeit von sonst schwer verdaulichen oder fettreichen Speisen.

Wir wünschen Ihnen mit Ingwer viel Freude, Gesundheit und Appetit

Regina Sauer und
Susanne Poth

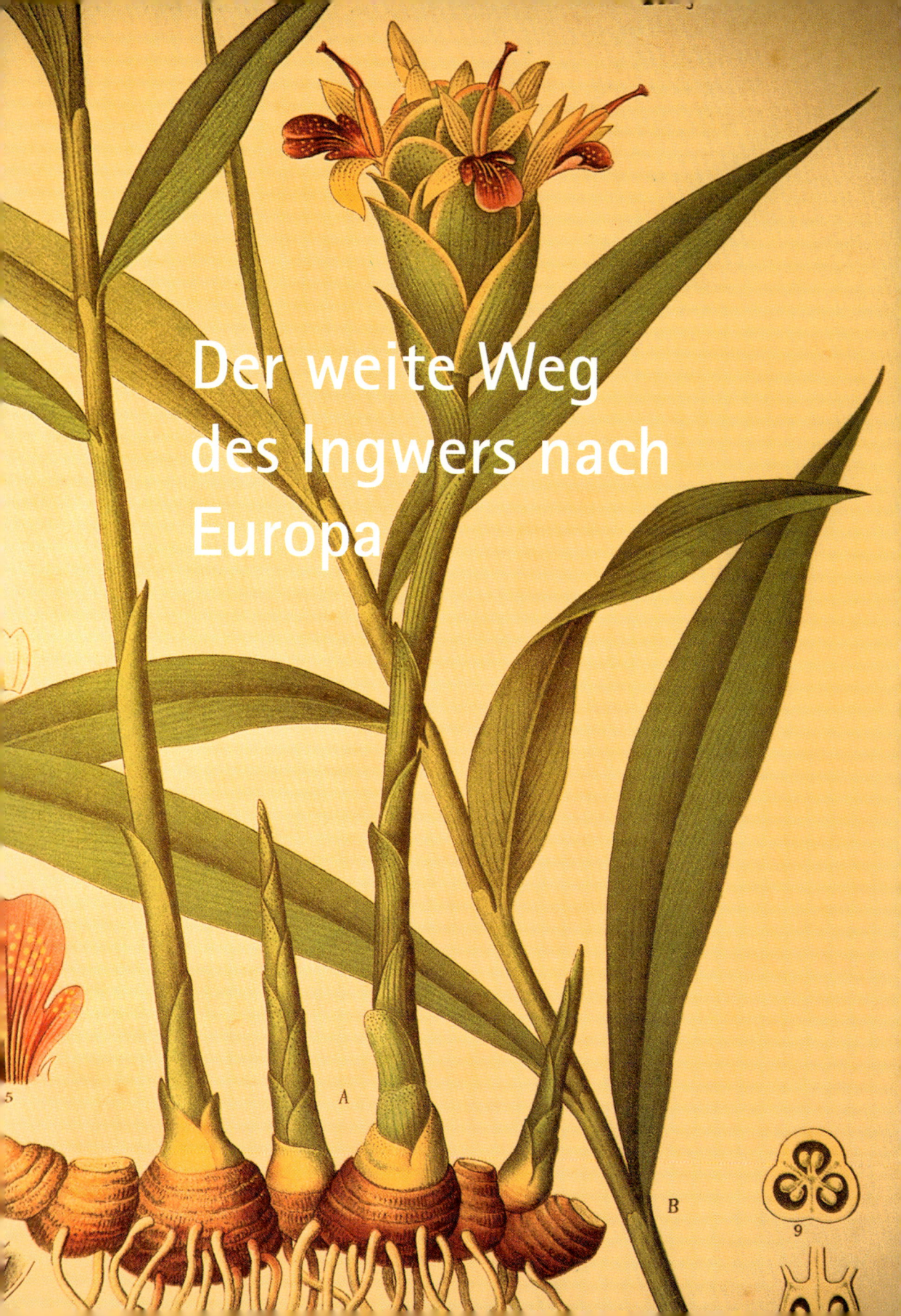

Der weite Weg des Ingwers nach Europa

Erste Ingwernachrichten

Die Spur des Ingwers lässt sich bis ins dritte vorchristliche Jahrtausend zurückverfolgen. Er wird in verschiedenen assyrischen, chinesischen und indischen Überlieferungen als Gewürz, Medizin oder Zeremonialdroge beschrieben. Die Schriftgelehrten des Altertums notierten Wirkung und Aussehen des Wurzelstocks. Aber sie kannten lange Zeit nur getrockneten Ingwer. Dessen Vorkommen in so weit voneinander entfernten Ländern wie Mesopotamien und China, ohne dass hier die frische Knolle bekannt gewesen wäre, deutet auf einen regen Ingwerhandel hin.

Wer handelte schon vor über 4000 Jahren mit Ingwer? Welches Interesse hatten Ärzte, Priester, Köche und Hausfrauen der frühen Hochkulturen daran und wo ist die Heimat der Wildpflanze?

Mesopotamien

Eines der ältesten Ingwererzeugnisse stammte aus Mesopotamien. Der assyrische König Assurbanipal ließ um 650 vor Christus die wohl größte Bibliothek des Altertums zusammenstellen: Auf rund 30 000 Tontafeln verewigte er das Wissen seiner Zeit. Dieses Wissen geht bis auf die Sumerer zurück, die schon 2800 vor Christus gelebt haben.

Die Tontafeln beschreiben etwa 250 Heil- und Gewürzpflanzen. Ingwer wurde als Getränkezusatz verwandt und auch zum Reinigen der Luft eingesetzt. Er ist mit Kurkuma, Safran und Sumach in der Gruppe der Farbstoffe aufgeführt. Ingwer hat jedoch keine färbenden Eigenschaften. Die Zuordnung weist darauf hin, dass schon die Assyrer einen Zusammenhang zwischen Ingwer und Kurkuma vermuteten. Beide gehören auch nach heutiger Systematik zur selben Pflanzenfamilie. Um Ingwer von Kurkuma „kurkanu" zu unterscheiden, nannten die Assyrer ihn „kurkanu sa sadi", das heißt „Kurkuma aus den Bergen". Welche Berge sind gemeint? Die Berge Persiens, Afghanistans oder Pakistans? Gar der Himalaja? Die Assyrer kannten die Heimat des Ingwers nicht genau. „Kurkuma aus den Bergen" deutet nur die Himmelsrichtung an, aus der der Ingwer nach Mesopotamien kam, denn die Assyrer kauften den Ingwer in Indien. Handelsbeziehungen zwischen Indien und Mesopotamien kann man in der Literatur bis mindestens 2500 vor Christus zurückverfolgen.

China

Eine wichtige Rolle spielte Ingwer im Altertum Chinas. Die erste Arzneimittellehre wird Schen-nong zugeschrieben, einem der drei sagenhaften chinesischen Kaiser. Man nimmt an, dass er um 2700 vor Christus gelebt hat.

Die älteste Überlieferung seiner Lehre wurde um Christi Geburt von einer Gruppe unbekannter chinesischer Mediziner aufgeschrieben, sie dokumentiert also eine Periode von rund 2700 Jahren. In diesem Zeitraum wurde die Lehre Schen-nongs ständig fortgeschrieben und weiterentwickelt, sodass man nicht mehr mit Sicherheit sagen kann, wann der Ingwer aufgenommen wurde.
Schen-nong gilt als der „himmlische Ackerbauer". Er teilte die Pflanzen in drei Gruppen ein: Die so genannten Helferdrogen werden nur mit Vorsicht und nur im Krankheitsfall verordnet. Pflanzen der zweiten Gruppe, die Ministerdrogen, sollen Mangelerscheinungen beheben, können aber auch Unverträglichkeiten hervorrufen. Die höheren Arzneimittel heißen Herrscherdrogen. Sie sind unabhängig von der Dosierung niemals giftig und dazu bestimmt, „das Leben zu nähren". Zu dieser Gruppe gehören zum Beispiel Ginseng und Ingwer.

Auch in dieser chinesischen Überlieferung ist nur der getrocknete Ingwer erwähnt. Wie die Chinesen in den Besitz einer frischen, also vermehrungsfähigen Knolle gelangt sind und seit wann sie selbst Ingwer anbauen, wird nicht berichtet. Gesichert ist jedoch, dass die Chinesen eingekochten oder getrockneten Ingwer noch bis ins 13. Jahrhundert nach Christus aus dem Land Chön-La, heute Kambodscha, Thailand und Malaysia, importierten.

Indien

Auch die Inder kennen und nutzen den Ingwer seit Jahrtausenden. Das geht aus einer der wichtigen Sammlungen historisch-medizinischer Texte, der Sushruta Samhita hervor. Sie ist die Grundlage der Ayurveda-Medizin. Die erhalten gebliebene Fassung wurde wahrscheinlich im 2. Jahrhundert nach Christus niedergeschrieben. Ihre Quellen reichen aber mindestens bis ins 7. Jahrhundert vor Christus zurück. In diesem Zeitraum wurde die ayurvedische Heilkunde von vielen Gelehrten weiterentwickelt. Die Sushruta Samhita ist eine ergiebige Quelle, wenn man dem Ingwer auf der Spur ist. Ingwer war und ist ein Hauptbestandteil der meisten ayurvedischen Arzneimittel. Er heizt das innere Feuer und man gibt ihn vor allem bei Verdauungsproblemen, die als Ursache der meisten Erkrankungen gelten. Daneben wird er gegen rheumatische Beschwerden verordnet.

Ayurveda entwickelte sich aus den Weden. Die Weden sind eine Sammlung von Hymnen, liturgischen Gesängen und Zauberformeln, die in Sanskrit abgefasst sind und bis ins Jahr 1500 vor Christus zurückreichen. Aus dieser Zeit kommt auch unser Wort für Ingwer, der im Sanskrit „sringavera", der „Geweihförmige", heißt. Neueren Forschungen zufolge soll „sringavera" nur die getrocknete Knolle bezeichnet haben. Das ist auch verständlich, da sie einem Geweih viel ähnlicher sieht als die frische. Das Sanskrit ist die Mutter der indischen und fast aller europäischen Sprachen. Es war die Sprache der Arier, kriegerischer Nomaden aus den unwirtlichen Steppen Zentralasiens. Sie eroberten um das Jahr 1500 vor Christus das fruchtbare und bereits seit langem kultivierte Industal.

Die Arier können den Ingwer zwar nicht mitgebracht haben, aber sie gaben ihm einen Namen. Obwohl vieles darauf hindeutet und das Wort für Ingwer aus dem Sanskrit kommt: Indien ist nicht die Heimat des Ingwers. Die Inder importierten den Ingwer aus Indonesien, bevor es ihnen gelang, eine frische Knolle zu ergattern und den Ingwer bei sich heimisch zu machen.

Wo der Ingwer herkommt

Der Ingwer wird schon so lange von so vielen Nationen angebaut, geerntet, verkauft oder selbst verspeist, dass noch immer nicht ganz sicher ist, wo er ursprünglich herkommt. Vieles spricht aber dafür, dass Java die Heimat der Wildpflanze ist und sie von dort aus in der Welt verbreitet wurde. Seefahrer aus Indonesien brachten den Ingwer nach Indien, Südostasien und an die Küste Ostafrikas. Die Überquerung des Indischen Ozeans durch die Indonesier im 2. Jahrtausend vor Christus stellt alle späteren Entdeckungsfahrten in den Schatten. Lange vor den Arabern und den Europäern nutzten die Indonesier mit einfachen Auslegerbooten die Kraft der Monsunwinde für die gefährliche Überfahrt. Rasch wurde aus dem neuen Seeweg ein Handelsweg – die so genannte Zimtstraße, denn Zimt war das wichtigste Handelsgut der Indonesier. Sie landeten auf Madagaskar und Sansibar und tauschten dort Zimt gegen Glaswaren, Bronze, Kleidung und Schmuck. Schiffe der Pharaonen fuhren ihnen an der ostafrikanischen Küste ein Stück entgegen. Ägyptische Priester brauchten Zimt für ihre Zeremonien und zum Einbalsamieren der Toten. Mit dem Zimt kam frischer Ingwer nach Ostafrika, den man anbauen und ernten konnte. Die indonesischen Seefahrer hatten ihn aber zunächst aus einem ganz anderen Grund dabei. Ebenso wie ihre Berufskollegen aus Indien und China führten sie Ingwer auf ihren langen Reisen vor allem für den Eigenbedarf mit sich. Sie hatten mit Ingwer gute Erfahrungen gemacht: Wer ihn auf hoher See zu sich nahm, wurde nicht seekrank. Außerdem sollte Ingwer vor der oft tödlichen Vitaminmangelkrankheit Skorbut schützen.

Tatsächlich enthält frischer Ingwer Vitamine und war deshalb auf langen Seereisen ohne Obst und Gemüse ein wertvolles Lebensmittel.
Überliefert sind die Beobachtungen des Pilgermönchs Fa-hsien, der an Bord chinesischer Schiffe Töpfe sah, in denen Ingwer wuchs. Auch der gelehrte Moslem und Weltreisende Ibn Battuta berichtete aus dem Hafen von Kalkutta, dass die Seefahrer Töpfe mit Kräutern, darunter Ingwer, mit an Bord nehmen.

Ingwer in der Antike

Auch die Gelehrten der Antike kannten die Ingwerpflanze. Theophrastus, einer der großen Botaniker dieser Zeit, beschrieb alle damals bekannten Gewächse, besonders aber die exotischen Exemplare, die Alexander dem Großen auf seinem Feldzug nach Indien begegnet waren. Dazu gehörten

Kardamom, Gelbwurz, Kalmus und Ingwer. Theophrastus erkannte die wärmende Qualität dieser Pflanzen und fasste sie zu einer Familie zusammen. Crateuas, der Leibarzt des Königs Mithridates, komponierte eine Arznei, die fast alle damals in Griechenland bekannten Gewürze ent-

13

hielt, darunter Ingwer. Das nach dem König benannte Mithridatium bestand aus 36 Einzelwirkstoffen und sollte gegen alle Arten von Vergiftungen helfen. Der Sage nach war es ein mächtiger Zaubertrank: Der König, der ihn regelmäßig zu sich nahm, konnte sich nicht einmal selbst vergiften, als er 82 vor Christus von den Römern besiegt und gedemütigt worden war. Das Mithridatium ist eine Variation des noch bis in die Neuzeit hinein gebräuchlichen Allheilmittels Theriak, das im Lauf der Jahrhunderte noch oft abgewandelt werden sollte. Angesichts seiner vielen Bestandteile lässt sich nicht sagen, worauf seine Wirkung eigentlich beruhte. Gegengifte, Abführmittel und Fastenkuren spielten in der griechisch-römischen Medizin eine wichtige Rolle. Verdauungsfördernde und desinfizierende pflanzliche Mixturen waren darum weit verbreitet.

Ingwer wurde aber nicht nur als Verdauungshilfe oder bei Lebensmittelvergiftungen eingesetzt.

Griechische und römische Köche liebten ihn auch wegen seiner Würzkraft. So war Ingwer ein fester Bestandteil vieler Rezepte. Marcus Gavius Apicius, ein römischer Koch, würzte mit getrocknetem Ingwer, der damals durchaus üblichen Handelsware. Und dabei hätte er den frischen Ingwer fast einmal kennen gelernt.

Eines Tages reiste er nach Somalia, weil es vor der dortigen Küste riesige Krebse geben sollte. Die Fahrt war eine Enttäuschung, denn die afrikanischen Tiere waren auch nicht größer als die italienischen und Apicius fuhr nach Rom zurück, ohne an Land zu gehen. So versäumte er die Gelegenheit, den Einheimischen ein paar frische Ingwerstücke abzukaufen.

Plinius der Ältere, ein römischer Naturforscher und Moralapostel, schimpfte über den Ingwer. Warum war ein so einfach kultivierbares Gewürz so teuer? Plinius kannte also den frischen Wurzelstock. In seiner berühmten Naturgeschichte wunderte er sich darüber, dass frischer Ingwer trotz seiner Schärfe so wenig haltbar ist. Als er die Handelsniederlassungen der Römer in Somalia besuchte, sah er, dass der Ingwer dort bereits heimisch war und angebaut wurde. So konnte er den bis dahin herrschenden Irrtum der Europäer aufklären, der Ingwer sei die Wurzel des Pfefferbaums.

Auch Dioskurides, der Leibarzt Neros, kannte den frischen Ingwer. Er schwärmte für den guten Geruch der Pflanze und schrieb ihr wie Theophrastus wärmende Qualitäten zu. In seiner berühmten Schrift „Materia medica" trug er die botanischen und pharmazeutischen Kenntnisse seiner Zeit zusammen. Auch er reiste nach Somalia und sah, wie sich die Küstenbewohner zum Eigengebrauch frischen Ingwer zogen. Die jungen Triebe gaben sie roh zu Salatsoßen oder kauten sie pur, mit den etwas älteren bereiteten sie warme Mahlzeiten zu und kochten ihr Trinkwasser damit ab. Die ältesten Teile der Wurzel wurden getrocknet und als Handelsware nach Italien geliefert.

Eine Gewürzkarriere im Mittelalter

Frühes Mittelalter ohne Ingwer?

Nach der Teilung des Römischen Reiches im Jahr 476 gab es im Ostteil so viel getrockneten Ingwer wie man wollte. Im weströmischen Reich dagegen wurde es eine Weile recht still um den Ingwer.

Der barbarische Westen fiel in jenen Zustand, der dem frühen Mittelalter das bekannte Attribut „finster" eingebracht hat.

Wie finster es wirklich war, darüber streiten sich die Gelehrten, fest steht jedoch, dass die barbarischen Eroberer des weströmischen Reiches sich nicht besonders für Gewürze interessierten. Nur in den christlichen Klöstern wurden Heilpflanzen und Kräuter angebaut und in ihrer Wirkung studiert.

Neues vom Ingwer gab es dann im 10. Jahrhundert. Der arabische Arzt Ibn Jaqub besuchte 973 die Stadt Mainz und wunderte sich darüber, dass hier Gewürze aus dem „fernsten Morgenland vorkommen, während die Stadt doch im fernsten Abendland liegt". Er stöberte in den Regalen der Mainzer Händler und fand Pfeffer, Ingwer und Gewürznelken in ihrem Angebot.

Auch die Äbtissin Hildegard von Bingen kannte den Ingwer. Sie empfahl ihn zur Anregung des Appetits, bei Augenkrankheiten und Magenkoliken. Aber sie fürchtete ihn auch. Gesunden, wohlgenährten Menschen riet sie vom Verzehr ab. Ingwer mache lasziv, vergesslich und täppisch. Er steigere das Animalische, das Triebhafte im Menschen und zerstöre die Vernunft. Nur Sterbende durften mit einer kräftigen Ingwersuppe noch eine Weile am Leben gehalten werden. Hildegard von Bingen gehört zu den wenigen, die vor dem Genuss des Ingwers warnen. Als Vertreterin der Kirche musste sie ablehnen, was einem armen Sünder zu mehr Temperament und heißer Begierde verholfen hätte.

Kreuzzüge, Handel und ... die Pest

Der erste Kreuzzug begann 1069. Die Ritter erbeuteten Stoffe, Hausrat, Schmuck und Gewürze. Sie sahen auf ihren Reisen eine ferne, sagenhafte Welt voller sinnlicher Genüsse.

So erwachte die Sehnsucht des Abendlandes nach Luxus, Dekadenz und Schwelgerei. Überall wuchs die Nachfrage nach Konsumgütern aus dem Orient. Nach der Eroberung Jerusalems reisten viele Europäer nach Palästina. Sie pilgerten zur Wiege des Christentums und sahen das dortige Wohlleben. Die italienischen Hafenstädte Genua, Venedig und Pisa verdienten gut an der neuen Reiselust. Sie ebbte zwar wieder ab, aber die Gelüste auf die Schätze des Morgenlandes nicht.

Der Handel mit Gewürzen, Stoffen, Teppichen, Hausrat und Schmuck aus dem Orient wurde zur Wachstumsbranche des Hochmittelalters. Er brachte Reichtum für Handelsplätze und Händler. Venedig, Genua und Florenz wurden zu freien Stadtstaaten in einer noch ländlich geprägten Feudalgesellschaft. Bald schon waren die italienischen Kaufleute so reich und mächtig, dass sie Luxusartikel und Statussymbole auch für sich selbst beanspruchten.

Die Gewinne waren riesig. Was es in Kalkutta für einen Dukaten gab, kostete in Venedig das Sechzig- bis Hundertfache. Um 1400 brachte der Verkauf von Gewürzen rund hundert Prozent Gewinn, der von Wolle oder Baumwolle dagegen nur etwa zwanzig. In einem Jahr importierte Venedig Gewürze im Wert von 540 000 Dukaten, das wären heute etwa 30 Millionen Mark.

Exkurs: Ingwer im Islam

Nach den Worten des Propheten Mohammed gehört der Ingwer zu den Verheißungen des Paradieses: Der Gläubige wird nach dem Tod mit einem Garten und seidenen Gewändern belohnt. Er ruht im Schatten auf weichen Kissen, trinkt Wein mit Ingwerwasser und fühlt weder Sonne noch Kälte.

Im Paradies der Moslems sprudelt Ingwerwasser aus der Quelle Salsabil. Der klangvolle Name würdigt die Effekte des Ingwers: Salsabil bedeutet schnell fließendes, helles Wasser.

Das ist sehr poetisch und zeigt zugleich, dass der Prophet Mohammed die Wirkung des Ingwers sehr gut kannte. Kein Wunder, denn der Religionsstifter soll auch Arzt, Apotheker und Kaufmann gewesen sein.

Die Lust auf orientalische Schwelgerei und der Wunsch, den neuerworbenen Reichtum auch zu zeigen, bestimmten den enormen Gewürzverbrauch im Mittelalter. Aber es gab noch einen anderen Grund: Die Angst vor Seuchen und Vergiftungen, die Angst vor dem Tod.

Intensive Gewürze, allen voran Ingwer, Pfeffer und Zimt überdeckten den Eigengeschmack vieler Lebensmittel auch dann noch, wenn sie bereits faulten. Wie schon in der Antike vermutete man, dass Gewürze wegen ihres starken Aromas reinigend wirken und vor Krankheiten und Vergiftungen schützen konnten.

Im 14. Jahrhundert musste Europa mit der größten Pestepidemie fertig werden, die es jemals gegeben hatte. Der Erreger wurde 1347 von einem genuesischen Schiff, das Waren aus Kaffa am Schwarzen Meer brachte, nach Sizilien eingeschleppt. Von dort breitete er sich rasch aus. Die Pest entvölkerte Europa. Über zwanzig Millionen Menschen starben. Ingwer war eines der vielen nutzlosen Mittel gegen die Pest.

Er wurde gekaut und von seiner Schärfe erhoffte man sich Schutz vor den Erregern, von denen man annahm, dass sie durch schlechte Luft übertragen wurden.

Küche des späten Mittelalters

Man glaubt, dass der Gewürzverbrauch im Europa des 14. und 15. Jahrhunderts etwa hundertmal höher war als heute. Allerdings ist das Zahlenmaterial mit Vorsicht zu deuten.

Es stimmt, dass man Bier und Wein mit Ingwer und Zimt mischte, und viele Kochrezepte erforderten auf den ersten Blick tatsächlich unglaubliche Mengen an Gewürzen. Will man jedoch ihre Relation zur verbrauchten Lebensmittelmenge ermitteln, benötigt man die genauen Mengen aller verwendeten Zutaten. Aber gerade diese Angaben fehlen in den meisten Quellen. Es handelt sich bei den historischen Kochrezepten auch nicht um handliche Menüs zur Versorgung eines Vierpersonenhaushalts, sondern um die Inszenierung eines orgienhaften Festessens bei Hof.

So ein Festessen dauerte viele Tage. Mehrere hundert Tiere aller Art wurden geschlachtet, riesige Gemüsemengen dienten als Beilage. Dafür benötigte man selbstverständlich entsprechende Gewürzzugaben.

Ein ausnahmsweise detailliertes Rezept mit allen Mengenangaben stammt von Meister Chiquart, einem französischen Koch des 15. Jahrhunderts. Für sein Rezept braucht man rund 320 Pfund Ingwer, Pfeffer, Zimt und Kardamom. Das sind aber nur die Hauptgewürze. Auch Safran, Muskatnuss, Nelken, Datteln, Pinienkerne, Mandeln, Backpflaumen, Rosinen, Zucker und Feigen wanderten pfundweise in die Kochtöpfe. All diese Zutaten sollten rund 70 000 Pfund Fleisch würzen und zart machen. Rechnet man alle Mengenangaben aus dem Rezept zusammen, dann ergibt sich ein Verhältnis von etwa 1:100 zwischen Gewürzen und Fleisch.

Das entspricht in etwa der Gewürzmenge, die ein kräftig gewürztes asiatisches Kochrezept auch heutzutage erfordert.

Wie es weiterging: eine Zeitreise mit Ingwer

Die Araber beherrschten in der Antike und im Mittelalter den Fernhandel mit Gewürzen. Erst gegen Ende des 15. Jahrhunderts gelang es portugiesischen Seefahrern, von Westeuropa aus einen Seeweg nach Indien zu finden, und ihre Konkurrenten, die Spanier, eroberten gleich einen Kontinent. Lissabon war das Zentrum nautischer Gelehrsamkeit. Besonders Heinrich der Seefahrer förderte die Suche nach Gold und Sklaven entlang der afrikanischen Küste. Hauptimpuls der Fahrten war jedoch die Suche nach dem Seeweg zu den Gewürzländern Asiens. 1487 umsegelte Bartolomeo Diaz das Kap der Guten Hoffnung, ohne es zu bemerken. Zehn Jahre später fand Vasco da Gama den Seeweg nach Indien und kam als Erster auch wieder zurück. Andere, die es vor ihm versucht hatten, blieben verschollen. Am 10. Juli 1499 kehrte da Gama nach entbehrungsreicher Fahrt mit einer kleinen Gewürzladung nach Lissabon zurück – ein schwarzer Tag für die venezianischen Händler, die bis dahin jeden Preis für ihre Gewürze verlangen konnten.

Die Spanier nutzten unterdessen das tropische Klima ihrer mittelamerikanischen Kolonien und machten den Ingwer dort heimisch. Francisco de Mendoza brachte im frühen 16. Jahrhundert Ingwerpflanzen nach Jamaika, die dort gut gediehen. Schon nach wenigen Jahren exportierten die spanischen Siedler Ingwer in großem Stil nach Europa.

Die neuen Handelszentren Europas hießen Lissabon und Antwerpen. Auch deutsche Händler verdienten jetzt am Gewürzgeschäft, allen voran die Fugger aus Augsburg. Sie gründeten Niederlassungen in ganz Europa.

1521 vereinbarte der Nürnberger Kaufmann Imhof mit dem König von Portugal das alleinige Ankaufsrecht von Ingwer und Pfeffer, bekam allerdings Probleme mit der Justiz. 1522 wurde Imhof wegen unerlaubter Monopolbildung verklagt.

Wo Händler sind, ist Raub und Betrug nicht fern. Piraten verfolgten den Ingwer über das Meer, Räuber bis vor die Tore der mittelalterlichen Städte. Kam die Lieferung trotzdem wohlbehalten an, wurde sie für viel Geld feilgeboten. Und hinter den Mauern so mancher Krämerbude saßen betrügerische Elemente, die ihre Zeit damit verbrachten, Gewürze zu verfälschen. So warnte der berühmte Kräuterbuchautor Hieronymus Bock um 1550 vor geldgierigen Händlern, die ihre Gewürze gepulvert anboten. Sie mischten gedörrtes Weißbrot in den gemahlenen Ingwer, streckten Nelkenpulver mit Sägemehl und Zimt mit Eichenrinde. Da Gewürze nach Gewicht bezahlt wurden, erhöhten sie es auch durch Zugabe von Sand und, so schreibt Bock, „die Amtsverweser, die über diese Dinge wachen sollen, lassen alles durchgehen".

Hintergrund von Bocks Kritik an den betrügerischen Krämern und den nachlässigen Beamten war auch der Versuch, Köche und Hausfrauen zur Verwendung heimischer und vor allem frischer Kräuter zu bewegen. Andere Kräuterbuchautoren wie Tabernaemontanus, Matthiolus und Lonicerus, warnten vor Quacksalbern, die das Volk mit exotischen Arzneimitteln behandeln. Trotzdem blieb der Ingwer ein bewährtes Heilmittel. Lonicerus gab ihn bei Er-

kältung, bei Verdauungsschwäche und gegen Zahnweh, während Matthiolus ihn auch bei Vergiftungen anwendete.

Auch der Humanist Heinrich Bebel kommentierte den hohen Gewürzverbrauch seiner Zeit: „Wein und Gewürze, Zimt und Ingwer haben ihr Blut verdorben" schreibt er in einem seiner Schwänke. Der Dichter hatte es besonders auf schamlose Mägdlein, unzüchtige Bauern, sündige Nonnen und lüsterne Mönche abgesehen. Sie waren genusssüchtig, hitzig, verfressen und abergläubisch und der Ingwer trug das Seine dazu bei.

Gegen Ende des 16. Jahrhunderts traten Holländer und Engländer in den Fernhandel ein. Alle wollten Gewürze, alle wollten daran verdienen. Riesige Gewürzberge türmten sich in den Hafenstädten Europas. Ein ehemals knappes Handelsgut wurde zur Massenware. Schließlich verbrannten die Kaufleute die Überschüsse oder schütteten sie ins Meer, um den Preisverfall auf dem europäischen

Markt zu stoppen. Doch die künstliche Verknappung des Angebots half nichts. Im 17. Jahrhundert verloren die Gewürze ihre Anziehungskraft. Sie waren nun nicht mehr die wichtigste Warengruppe in den Bilanzen des Welthandels.

Die Köche entdeckten den Eigengeschmack der Lebensmittel und würzten nur noch sehr zurückhaltend. Besonders die Franzosen verbannten den Ingwer von der Speisekarte, und da ihre feine Küche Vorbild wurde, verlor der Ingwer fast überall in Europa seine einstige Bedeutung.

Seine Anhänger sammelten sich in England und bewahrten dort die Ingwertradition. Sie verewigten ihn in vielen englischen Nahrungsmitteln, in Keksen, Pudding, Schokolade, Kuchen, Brot, Limonade und Bier. Ein englischer Ausdruck bezeichnet außerdem die Rothaarigen der Insel mit dem Spitznamen „Gingerhead".

Auf dem europäischen Festland geriet der Ingwer allmählich in Vergessenheit. Mit knapper Not konnte er eine kleine Nebenrolle in Spekulatius und Lebkuchen ergattern. Im 18. und 19. Jahrhundert waren Tee, Kaffee, Kakao und Zucker die Zugpferde des Kolonialwarenhandels. Diese Drogen halfen dem puritanischen Bürgertum, nüchtern, fleißig und tugendhaft zu sein. Ingwer war nicht mehr gefragt.

Noch bis in die Mitte des 20. Jahrhunderts steht es besonders in Deutschland schlecht um den Ingwer. Die Nationalsozialisten hatten Liebstöckel, Dill und Petersilie zu den Lieblingsgewürzen der Deutschen erkoren. Dann brachten die 50er Jahre einen neuen Aspekt in die Esskultur: Tütensuppen, Fertiggerichte und Tiefkühlkost. Je weniger Arbeit das Kochen machte, umso besser. Die moderne Hausfrau würzte mit getrockneten Salatkräutern, Soßenwürfeln und Maggi. Ingwer wurde zum Fremdwort.

In den 60er Jahren meldete sich der Ingwer zurück. Großen Anklang fand plötzlich eine Gewürzmischung namens Curry, die zuerst in den Imbissbuden des Ruhrgebiets auf knusprige Bratwürste gestreut wurde und die auch ein klein wenig Ingwer enthielt. Die Currywurst ist das erste Indiz für die Rückkehr des Ingwers. In den 80er Jahren hielt der Ingwer erneut Einzug in die deutsche Küche. Mit ihm kamen jede Menge phantasievoller Kochkreationen. Zahlreiche chinesische, indische, vietnamesische und thailändische Restaurants sowie die Reisefreudigkeit der Deutschen begünstigten die Rückkehr zur Exotik. Seit den 90er Jahren gibt es Ingwer in fast jedem Supermarkt und in allen asiatischen Lebensmittelgeschäften frisch, preiswert und in guter Qualität zu kaufen. Alle Freunde des saftigen Wurzelstocks und vieler leckerer Ingwerrezepte können sich nur wünschen, dass das auch immer so bleiben wird.

Exkurs: Jake Leg Blues

Ein ausnahmsweise trauriges Kapitel in der Geschichte des Ingwers ereignete sich 1930 in Amerika. Es war die Zeit der Prohibition. Alkohol zu trinken war strengstens untersagt. Einige amerikanische Zeitungen berichteten von einer neuen Lähmungserkrankung der Beine, die bei Tausenden von Amerikanern plötzlich auftrat. Die Patienten erholten sich nur sehr langsam und in vielen Fällen gingen die Ausfallerscheinungen des Nervensystems überhaupt nicht mehr zurück. Zunächst dachten die Ärzte, sie hätten es mit der Kinderlähmung zu tun, einer Infektionskrankheit, die durch Viren ausgelöst wird. Aber bald erkannten sie, dass die Symptome doch unterschiedlich waren.

Kurze Zeit später wurde der wahre Sündenbock gefunden. Es war der flüssige Extrakt von Jamaika-Ingwer, bekannt unter dem Namen „Jake". Jake war in der Zeit des Alkoholverbotes die bequemste, weil legale Methode, um in den Genuss von Hochprozentigem zu kommen. Der Ingwerextrakt war in Amerika das, was in Deutschland der Melissengeist verkörpert: ein hochprozentiger Schnaps unter dem Deckmantel der Arznei. Er enthielt 70

Prozent Alkohol, wurde aber in Apotheken als Verdauungsmittel gegen Blähungen und Kopfschmerzen verkauft. Wegen ihres strengen Ingwergeschmacks galt die Arznei als nicht trinkbar, doch die Not machte erfinderisch. Man versuchte, den Geschmack mit Cola oder Limonade zu überdecken.

Die hochprozentige Ingwerarznei fand reißenden Absatz und entwickelte sich zum Kassenschlager. Kein Wunder also, dass es bald Fälschungen gab, die mit Zuckersirup, Rizinusöl oder Glycerin gestreckt wurden, um den Arzneigeschmack zu überdecken. Doch diese Substanzen waren nicht schuld an den Lähmungserscheinungen. Die Krankheit wurde letztlich durch den Zusatz von zwei Prozent einer chemischen Verbindung mit dem Namen Tri-ortho-cresylphosphat verursacht.

Diese Substanz war billig und löste sich in Alkohol und dem Ingwerextrakt. Zu diesem Zeitpunkt war noch nicht bekannt, dass diese Verbindung giftig ist.

Die Betroffenen schlossen sich zu einer Interessengemeinschaft zusammen und hofften, vom Staat finanzielle Entschädigung zu bekommen, jedoch ohne Erfolg. Der Vorfall, der als „Jamaika Ginger Paralysis" in die Medizingeschichte einging, wird auch in zahlreichen Popsongs mit Titeln wie „Jake Leg Blues" oder „Jake Walk Papa" besungen.

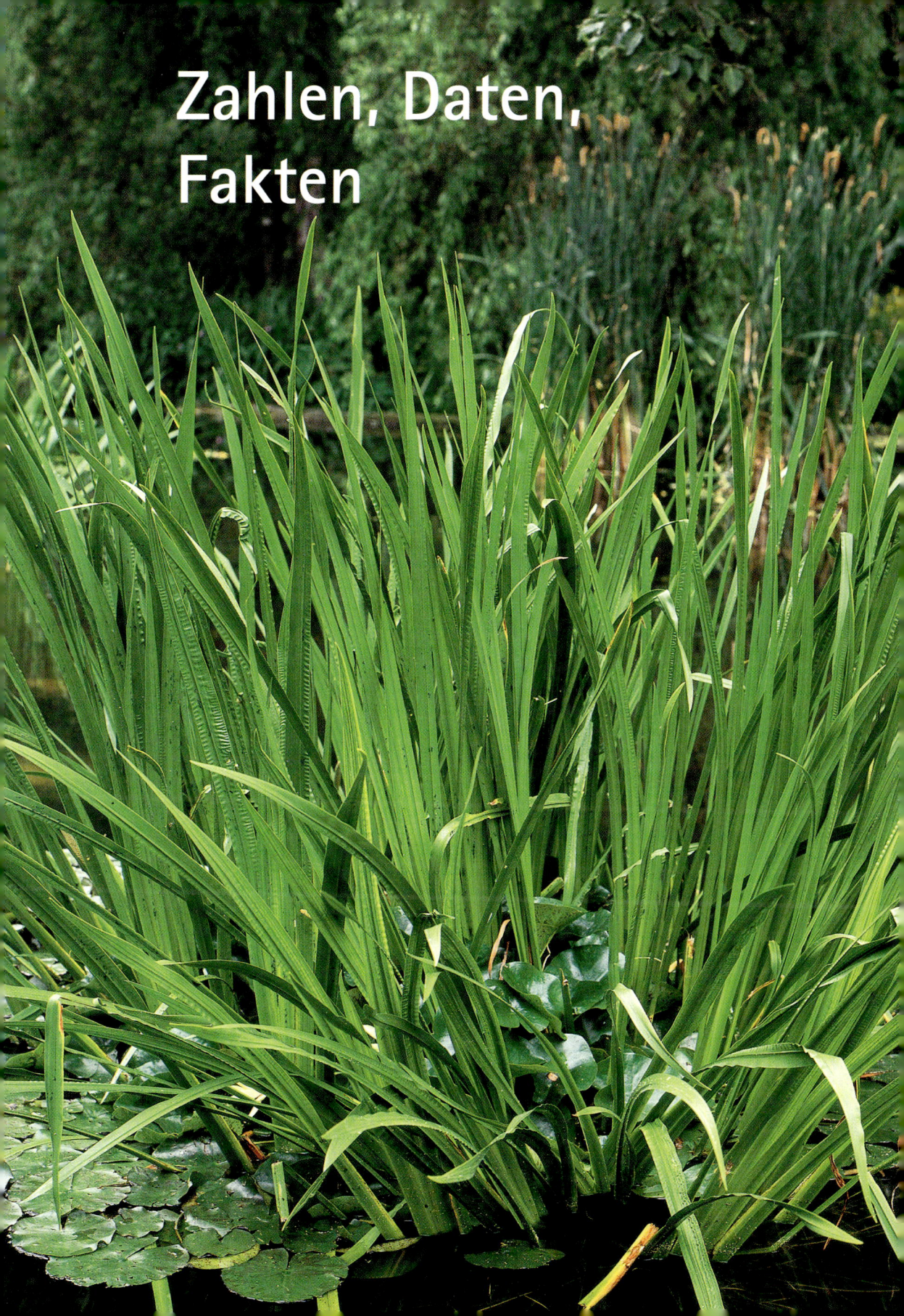

Zahlen, Daten, Fakten

Botanisches

Die Pflanze

Das knollige, gelbliche Gebilde, das wir hier als Ingwer kaufen, ist der unterirdische Teil einer schilfartigen Staude, die immer nur ein Jahr überdauert. Aus dieser Knolle entwickelt sich ein 1 bis 2 Meter hoher, blütenloser Stängel, der eigentlich kein wirklicher Stängel ist, sondern aus den langen, dicht zusammensitzenden Blattbasen besteht. Die Blätter sind etwa 20 Zentimeter lang, länglich gestreckt und lanzettenförmig, mit einem glatten Rand. Selten nur wächst neben diesem schilfartigen Stängel noch ein weiterer Stängel, an dessen Ende ansehnliche Blüten sitzen, die wie winzige Orchideen wirken. Nach der Bestäubung – in der Regel durch Vögel – entwickelt sich aus dem Fruchtknoten eine Kapsel mit mehreren Samen. Doch Ingwer blüht nur selten. Diese geschlechtliche Vermehrung durch Samen spielt für den Anbau auch keine Rolle. Die Verbreitung erfolgt durch die Wurzel. Das heißt, ein schönes Wurzelstück wird geteilt und in die Erde eingepflanzt. Aus jedem Stück entsteht wieder eine vollständige Ingwerpflanze. Das nennt man vegetative, also ungeschlechtliche Vermehrung.

Kulinarisch und auch medizinisch interessant wird es erst unter der Erde: Die fleischige, gelbliche Knolle nennen die Botaniker Rhizom. Das bezeichnet einen unterirdischen Wurzelstock (siehe Seite 27). Er ist das Speicherorgan für den Winter. Der Ingwerwurzelstock ist etwa 10 bis 20 Zentimeter lang und 3 Zentimeter breit, seitlich zusammengedrückt und verzweigt wie ein Geweih. Er ist in knollenförmige Abschnitte unterteilt. Man spricht deshalb auch von der Ingwerhand mit ihren dicken kurzen Fingern. Sie ist von einer dünnen Rinde umgeben. Durch die schuppigen Blattnarben wirkt ihre Struktur geringelt. Nach unten treiben dünne Wurzelfäden aus, die aber nach der Ernte entfernt werden.

Der Ingwerwurzelstock bildet unterirdisch immer wieder neue grüne Sprossen aus, aus denen einjährige Stauden wachsen. Die älteren Teile sterben allmählich ab. So kriecht die Pflanze dicht an der Erdoberfläche entlang.

Ingwer und seine Verwandten

Ingwer gehört zur Familie der Ingwergewächse – oder wie der Fachmann sagt, er ist eine Zingiberaceae. Von den etwa 50 Arten der Gattung Zingiber wurde eigentlich bisher nur der offizinelle Ingwer, also Ingwer officinale, medizinisch untersucht. Der Begriff offizinell bedeutet, dass diese

Exkurs: Wurzel und Wurzelstock

Sie werden oft miteinander verwechselt, weil beide unter der Erde wachsen und sich auch sehr ähnlich sehen. Sie haben aber unterschiedliche Funktionen. Beide können zwar Nährstoffe speichern, aber nur die Wurzel kann Nährstoffe wie Stickstoff, Schwefel und Phosphor aus dem Boden aufnehmen. Der Wurzelstock übernimmt unterirdisch die Aufgaben, die über der Erde der Spross oder Stängel übernimmt, das heißt, er trägt die Blätter. Deshalb spricht man auch von Erdspross.

Die Verwandtschaft von Spross und Erdspross macht ein Blick durch das Mikroskop deutlich, sie ähneln sich im Aufbau sehr. Aber auch schon mit dem bloßen Auge lassen sich Gemeinsamkeiten erkennen: Beim Rhizom sieht man meist zurückgebildete Blättchen, die den Wurzelstock wie Schuppen umfassen. Ein Merkmal, das man bei einer Wurzel nicht findet.

Nicht jeder Wurzelstock kriecht übrigens dicht unter der Erdoberfläche wie der Ingwer. Beim Spargel wächst er beispielsweise senkrecht in die Höhe.

Gattung als Heilmittel in das amtliche Arzneibuch aufgenommen wurde.

Zur Ingwerfamilie gehören übrigens auch noch andere Gewürze: Gelbwurz, Galgant, Kardamom und Zitwer.

Gelbwurz

Gelbwurz ist auch unter dem Namen Kurkuma bekannt, wird botanisch Curcuma longa genannt und stammt aus Südasien und Südostasien. Die niedrige Staude hat länglich lanzenförmige Blätter und eine dichte, blassgelbe Blütenähre. Der fleischige Wurzelstock und die walzenförmigen Nebenknollen werden gekocht, geschält und kommen getrocknet in den Handel.

Gelbwurz ist für die Gewürzmischung Curry unverzichtbar, denn es gibt dem Ganzen die schöne gelbe Farbe, die vom Curcumin herrührt. Man spricht deshalb auch von der Safranwurzel, weil sie wie Safran die Speisen gelb färbt. Da Kurkuma im Vergleich zu Safran unschlagbar billig ist, wird es gerne als falscher Safran verwendet. Früher färbte man sogar Baumwolle, Seide, Papier und Holz mit Curcumin.

Außer den gelben Farbstoffen enthält die Gelbwurz ätherische Öle und Bitterstoffe. Curcumin soll möglicherweise den Cholesterolspiegel senken können. Auch werden ihm entzündungshemmende, antibakterielle und sogar tumorhemmende Wirkungen zugeschrieben. Das wurde zumindest im Tierversuch ermittelt. Für die Anwendung als Arznei spielt Curcumin jedoch noch keine Rolle, denn es wird vom Körper kaum aufgenommen.

Üblicherweise wird die Gelbwurz zum Anregen der Gallenproduktion und zur Förderung des Gallenabflusses eingenommen. Außerdem regt es die Bildung des Magensaftes an. Gelbwurz ist darum in verschiedenen Magen- und Gallenarzneien enthalten. Neben Curcuma longa sind noch zwei weitere Curcuma-Arten von pharmazeutischer Bedeutung:

Javanische Gelbwurz

Der Wurzelstock (botanisch: Curcuma zanthorrhiza) enthält ähnliche Stoffe wie die Gelbwurz und wird auch in der Medizin bei denselben Beschwerden eingesetzt.

Zitwer

Die Anbaugebiete des Zitwers (Curcuma zedoaria) liegen in Indien und Sri Lanka. Medizinisch verwendet wird der Wurzelstock, der überwiegend ätherische Öle enthält. Zitwer regt die Bildung von Verdauungssäften an.
Neben dem Zitwer aus der Familie der Ingwergewächse gibt es noch eine giftige Pflanze desselben Namens (botanischer Name: Artemisia cina). Da beide Pflanzen bis auf den deutschen Namen nichts miteinander gemeinsam haben, besteht aber keine Verwechslungsgefahr.

Galgant

Die 1,5 Meter hohe Pflanze sieht dem Ingwer sehr ähnlich. Ihre Heimat ist Südchina, Indien und Thailand. Botanisch heißt sie Alpinia officinarum. Auch vom Galgant verwendet man den Wurzelstock als Arzneimittel. Galgant wird bei Verdauungsbeschwerden und Völlegefühl verwendet und ist Bestandteil vieler Magenelixiere. Wer Galgant gleich zum Würzen der Speisen verwendet, spart sich diese Arzneien. Neben ätherischen Ölen und Bitterstoffen enthält Galgant auch Scharfstoffe, die die Verdauung noch zusätzlich unterstützen.
Hildegard von Bingen empfahl die scharfe Wurzel als rasch wirksames Herzmittel, vor allem bei Herzanfall, Herzschwäche und Herzschmerzen. Von solch einer Empfehlung sollte jedoch dringend abgeraten werden.

Kardamom

Kardamom kommt aus Vorderasien und Sri Lanka. Hier, aber auch in Indien, Java und Guatemala, wird die Pflanze kultiviert. Der Malabar-Kardamom, botanisch als Elettaria cardamomum bezeichnet, ist eine 2 bis 4 Meter hohe Staude mit etwa 70 Zentimeter langen, lanzettenförmigen Blättern. An einem 60 Zentimeter langen Spross sitzen 3 bis 6 gelblich weiße Blüten. In den bräunlichen Kapselfrüchten befinden sich die Samen. Sie sind besonders reich an würzig riechendem ätherischem Öl und deshalb nicht nur medizinisch interessant: Kardamom wird insbesondere als Gewürz für Lebkuchen und Spekulatius verbacken. Außerdem gehört Kardamom in viele asiatische Gerichte, als einzelnes Gewürz wie auch als Bestandteil der Gewürzmischung Curry.

Als Arznei wirkt der Kardamomsame entblähend und wird gerne mit Fenchel und Kümmel, jeweils zu gleichen Teilen, kombiniert. Bei allen drei Bestandteilen des Tees ist es ratsam, sie kurz vor dem Gebrauch in einem Mörser zu zerstoßen.

Kalmus

Der so genannte deutsche Ingwer, Acorus calamus, kommt nicht aus der Familie der Ingwergewächse, sondern ist ein Aronstabgewächs, eine Araceae. Seine Heimat ist zwar ursprünglich Ostasien, aber er wächst und gedeiht auch an den Ufern von Teichen und Seen in unseren kühleren Gefilden. Die Pflanze hat etwa 1 Meter lange, schwertförmige Blätter und einen zirka 15 Zentimeter langen Blütenkolben, der in ein grün-weißliches Hüllblatt eingebettet ist.

Die Pflanze schmückt zwar manchmal unsere Gärten, als Arzneimittel wird aber nur der Wurzelstock verwendet. Er enthält ätherisches Öl, Bitterstoffe und Gerbstoffe. Als aromatisches Bittermittel regt es den Appetit und die Verdauung an. Kalmus findet man als Bestandteil von Magen- und Darmarzneien wie Teemischungen oder Tropfen und in Schwedenkräutermischungen. Früher empfahlen Heilkundige das ätherische Kalmusöl auch als mildes Hautreizungsmittel, das zur Einreibung bei Überlastung der Gelenke angewendet wurde. Davon raten Wissenschaftler und Gesundheitsbehörden aber heute ab.

Geheimnis der Heilkraft

Frischer Ingwer besteht zu etwa 80 Prozent aus Wasser, außerdem sind in der Knolle nennenswerte Mengen Stärke, Eiweiße, Fette und Rohfasern enthalten. Ingwer enthält außerdem verschiedene Mineralstoffe und Vitamine, vor allem Vitamin A und Vitamine aus der B-Gruppe wie Niacin (Nicotinsäure). Das, was die Knolle zu etwas Besonderem macht, sind jedoch ihre Scharfstoffe und das ätherische Öl.

Zusammensetzung von getrocknetem Ingwer	
Stärke	50%
Wasser	12%
Aminosäuren und Eiweiße	9%
Fette	7–9%
Rohfasern	3–8%
Mineralstoffe	5%
ätherische Öle	1–3%
Scharfstoffe	1–3%
Vitamine	
organische Salze	
Schleimstoffe	
Zucker	

Wird getrockneter, frisch gemahlener Ingwer mit Wasserdampf destilliert, erhält man das blassgelbe ätherische Öl. Zieht man den Ingwer hingegen mit Lösungsmitteln wie Alkohol aus und dampft dann ein, bleibt eine zähflüssige, goldbraune Flüssigkeit übrig. Dieser Balsam heißt Oleoresin und macht etwa 5–8 Prozent des getrockneten Ingwers aus. Oleoresin setzt sich zu etwa einem Drittel aus den flüchtigen ätherischen Ölen und zu einem weiteren Drittel aus Scharfstoffen zusammen. Der Rest sind Fette und andere organische Stoffe.

Scharfstoffe

Etwa ein Viertel des zähflüssigen Oleoresins im Ingwer – das heißt der weitaus größte Teil der Scharfstoffe – besteht aus den Gingerolen. Das ist eine Gruppe organischer Verbindungen, die chemisch ähnlich aufgebaut sind. Sie unterscheiden sich lediglich in ihrem unterschiedlich langen Schwanz aus Kohlenwasserstoffen. Am schärfsten schmeckt die Verbindung mit der kürzesten Kohlenwasserstoffkette, das 6-Gingerol.

Seine Schärfe ist jedoch – verglichen mit den Scharfstoffen des Paprikas oder der Peperoni – immer noch sehr mild. Je länger der Kohlenstoffrest ist, desto milder schmeckt die Verbindung.

Neben den Gingerolen enthält Ingwer noch eine andere Gruppe von Scharfstoffen: die Shogaole. Der Name leitet sich von dem japanischen Wort für Ingwer „shoga" ab; zu Ehren des japanischen Forschers, der die Verbindung einst entdeckte. In frischem Ingwer findet man nur wenig Shogaole, erst beim Lagern, Trocknen oder Kochen entsteht die Substanz aus Gingerol durch die Abspaltung von Wasser. Shogaole sind deutlich schärfer als Gingerole. Das erklärt, warum Ingwer beim Trocknen, Lagern und Kochen schärfer wird. Ingwer-Spezialisten können anhand der Schärfe sogar erkennen, wie frisch der Ingwer ist. Allerdings unterscheidet sich auch Ingwer aus verschiedenen Anbau-

gebieten in der Schärfe. Der Anteil an Shogaol ist nicht ausschließlich fürs Kochen wichtig, sondern auch für die Heilwirkung des Ingwers.

Übrigens: Auch die verschiedenen Shogaole unterscheiden sich – wie die Gingerole – durch die Länge ihres Kohlenwasserstoffrestes und verlieren an Schärfe, je länger dieser Rest ist.

Wirklich alter, falsch gelagerter oder sehr lange gekochter Ingwer verliert seine Schärfe wieder, denn die scharfen Substanzen werden mit der Zeit weiter abgebaut. Die Verbindungen, die dann entstehen, heißen Zingerone und haben ihre Schärfe völlig eingebüßt.

Ätherische Öle

Zurück zu dem, was ursprünglich im Ingwer enthalten ist. Neben den Scharfstoffen sind es vor allem die ätherischen Öle, die Geschmack und Wirkung des Ingwers ausmachen. Getrockneter Ingwer enthält bis zu 3 Prozent ätherisches Öl, das hauptsächlich unter der Rinde lagert und beim Schälen teilweise verloren geht. Es setzt sich aus so genannten Sesquiterpenen und Monoterpenen zusammen. Je nach Anbaugebiet kann die Zusammensetzung stark variieren. Ingwer enthält die folgenden Sesquiterpene:

Zingiberen, Bisabolen, Curcumen, Sesquiphellandren, Farnesen.
Für das Aroma des Wurzelstocks sorgen vor allem die Monoterpene:
Limonen, Myrcen, Phellandren, Pinen, Neral, Geranial, Camphen, Citral, Cineol, Borneol, Citronellol, Geraniol, Linalool.

Anbau und Handel heute

Ingwer wird vor allem in China, Indien und Indonesien angebaut. 610 000 Tonnen Ingwer wurden 1997 weltweit geerntet, 186 000 davon allein in Indien. Der indische Ingwer verbleibt zum größten Teil im Land: 1995 exportierte Indien nur rund 18 000, Indonesien dagegen knapp 40 000 und China etwa 103 000 Tonnen Ingwer. Es folgen Brasilien und Thailand mit rund 6000 und Costa Rica mit rund 4000 Tonnen.

Der in der Literatur immer wieder erwähnte Jamaika-Ingwer wird nur noch in kleinen Mengen exportiert. 1995 waren es gerade mal 34 Tonnen.
Europa importierte rund 15 000 Tonnen Ingwer, etwa die Hälfte davon ging nach Großbritannien. Ob Kekse, Schokolade, Pudding, Brot, Limonade oder Bier – viele Nahrungsmittel der Insulaner enthalten Ingwer. Auch die Einwanderer aus den ehemaligen Kronkolonien tun ihr Bestes, um die

britische Esskultur auf internationalem Stand zu halten. Die Briten würdigen das Temperament ihres Lieblingsgewürzes auch sprachlich: Steht man dort vor schwierigen politischen Entscheidungen, wird eine Arbeitsgruppe gebildet. Diese heißt dann „Ginger group" – eine parlamentarische Kommission, die sich auf provokante Weise mit einem festgefahrenen Thema beschäftigt. Relative Ingwermuffel sind die Italiener. Sie importierten 1995 mit 133 Tonnen noch weniger Ingwer als die Schweizer. Rein kulinarisch gesehen kann es dafür nur einen Grund geben: Ingwer passt nicht zu Spagetti mit Tomatensoße und hat auch auf einer Pizza nichts zu suchen. Es gibt für alles Grenzen, auch für den Ingwer. Die traditionellen Rezepte der italienischen Küche bleiben deshalb, was sie sind, keine Sorge. Warum allerdings die Norweger mit 75 Tonnen das Schlusslicht unter den ingwerimportierenden europäischen Ländern bilden, ist schwer zu verstehen. Sie fahren zur See, sie haben oft kaltes Wetter und neigen im Winter bei anhaltender Dunkelheit zu Depressionen. Ingwer könnte sie wärmen und ihnen zu mehr Temperament verhelfen. Aber das wissen sie vielleicht gar nicht. Da könnten ja die Briten mit ihrer reichen Ingwererfahrung mal eine Abordnung, eine „Ginger group", nach Norwegen schicken, um hier neue Impulse zu geben.

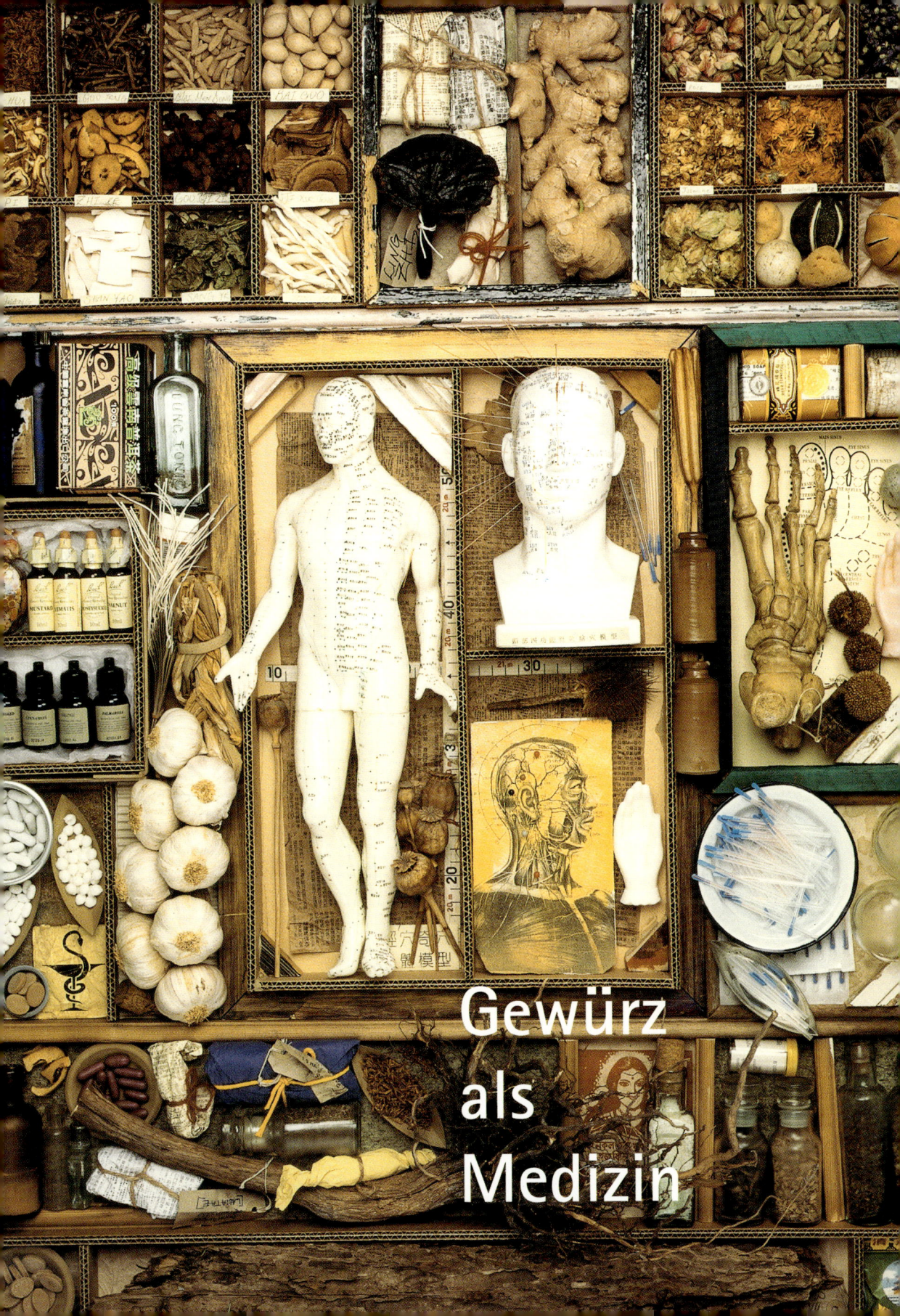

Gewürz
als
Medizin

Lebensmittel mit Heilwirkung

In Deutschland wird noch relativ selten mit Ingwer gewürzt, so selten, wie vor etwa 10 Jahren mit Knoblauch gekocht wurde. Heute ist Knoblauch bei uns trotz seines umstrittenen Geruchs das am häufigsten benutzte frische Gewürz. Der Grund ist sicherlich sein unvergleichlicher Geschmack. Vielleicht liegt es aber auch daran, dass wir inzwischen wissen, wie gesund der Knoblauch ist. Dass auch Ingwer Krankheiten vorbeugen und sogar heilen kann, ist den meisten sicher noch ganz unbekannt. Aus den asiatischen Heillehren ist er nicht wegzudenken.

Aber nicht nur die Anhänger der fernöstlichen Medizin interessieren sich für den Wurzelstock, auch die europäischen Wissenschaftler sind neugierig geworden. Sie vermuten, dass hinter dem knolligen Wurzelstock mehr steckt als ein Gewürz für exotische Mahlzeiten.

Hausapotheke für Magen und Darm

Die Verdauung ist nicht ausschließlich Sache von Magen und Darm. Eine gute Verdauung beginnt mit dem Sehen und Riechen der Mahlzeit. Diese Wahrnehmungen entscheiden bereits, ob der Speichel im Mund zusammenläuft. Kauen und Einspeicheln der Nahrung sind der Anfang einer Kaskade aufeinander abgestimmter Schritte, die ein Essen in seine Bestandteile zerlegen, in Kohlenhydrate, Eiweiße und Fette. Der Nahrungsbrei gelangt vom Mund über die Speiseröhre in den Magen. Dort wird er kräftig durchmischt und mit Magensaft angereichert. Dieser Saft besteht aus Salzsäure und Enzymen – eine spezielle Mixtur, die die Nahrung weiter zerteilt. Beim Durchmischen wird der Nahrungsbrei durch die Muskulatur des Magens langsam zum

Magenausgang weitertransportiert und dann portionsweise an den Darm abgegeben. Nun beginnt der Weg durch den Darm, der vom Anfang bis zum Ende etwa 6 Meter lang ist und komplett ausgebreitet die Oberfläche eines Tennisplatzes hat – das sind etwa 200 Quadratmeter. Diese riesige Fläche legt sich in Falten und Ausstülpungen zusammen, den so genannten Darmzotten. Dadurch bietet das Verdauungsorgan mehr Kontaktfläche für die Nahrung als eine völlig glatte Wand. Im ersten Darmabschnitt, dem Zwölffingerdarm, wird die Nahrung mit Verdauungssäften aus Galle und Bauchspeicheldrüse versetzt und weiter zerlegt. Im weiteren Verlauf des Dünndarms wird die nun weitgehend in die einzelnen Bausteine zerlegte Nahrung von der Schleimhaut aufgenommen und über Blut und Lymphe in den Körper weitergeleitet. Diese Bausteine sind Fettsäuren, Aminosäuren, Zucker, Vitamine, Mineralien und Wasser. Im anschließenden Darmabschnitt, dem Dickdarm, bearbeiten Bakterien die noch nicht verdauten Nahrungsreste. Die unverdauten Pflanzenfasern werden von Bakterien in Gärungs- und Fäulnisprozessen weiter zerlegt.

Ein gesundes Gleichgewicht aller Darmbakterien ist nicht nur für die Verdauung wichtig, sondern schützt auch vor Krankheitserregern. Im Dickdarm wird die Nahrung eingedickt, das heißt, ihr wird noch mehr

Unser Tipp

Nehmen Sie sich Zeit fürs Kochen und vor allem fürs Essen. Lassen Sie sich möglichst nicht ablenken. Fernsehen und heiße Diskussionen sollten beim Essen tabu sein, weil sie von der Verdauung ablenken. Essen Sie nicht zu fett und abends nicht zu spät.
Helfen Sie Ihrem Magen beim Verdauen, indem Sie mehr Gewürze verwenden. Damit ist natürlich nicht Kochsalz gemeint, sondern Gewürze, die die Verdauung anregen wie Ingwer, Kurkuma, Galgant oder solche, die gegen Blähungen helfen wie Kardamom, Kümmel oder Fenchel.

Wasser entzogen. So gewinnt der Körper einen Großteil der Flüssigkeit zurück, die er im Laufe der Verdauung als Verdauungssaft zugesetzt hat. Im abschließenden Mastdarm sammelt sich der Darminhalt. Die zunehmende Füllung wirkt als Reiz für die Darmentleerung.

Ingwer ist das ideale Heilmittel für Magen und Darm: Er regt die Verdauung und die Nahrungaufnahme im Magen-Darm-Trakt an, wirkt aber gleichzeitig beruhigend auf den Magen. Die sanfte Steigerung der Verdauungsaktivität hilft gegen Verstopfung und Krämpfe. Dass die Inhaltsstoffe vor Entzündungen der Magenschleimhaut schützen, ist am Tier bereits wissenschaftlich belegt worden. Weil Ingwer das Gleichgewicht der Darmbakterien reguliert, hilft er sogar gegen Blähungen.

Verdauungshilfe Ingwer

Hilfsmittel Nummer eins bei der Verdauung sind die Scharfstoffe im Ingwer, die Gingerole und die Shogaole, die erst beim Kochen oder Trocknen entstehen. Die Scharfstoffe erregen die Wärmerezeptoren in der Mundschleimhaut und im Magen. Über einen Reflex wird dadurch die Bildung von Speichel und Magensaft angeregt. Diese Flüssigkeiten enthalten die Enzyme, die den Nahrungsbrei zerkleinern und in einzelne Nährstoffe zerlegen. Außerdem wird der Magen besser durchblutet. Das fördert die Verdauungstätigkeit.

Die Scharfstoffe, besonders 6-Gingerol, regen außerdem die Gallensaftproduktion an und erleichtern somit die Fettverdauung. Galle wird in der Leber gebildet und von dort direkt in den Zwölffingerdarm ausgeschüttet. Die Gallensäuren emulgieren die Fette in der Nahrung zu kleinen Fetttröpfchen, die dann von Enzymen weiter zerlegt werden und über die Darmschleimhaut in den Körper gelangen. Die gerade nicht benötigte Gallenflüssigkeit wird in der Gallenblase gesammelt und eingedickt. Bei der Aufnahme fettreicher Nahrung wird die Gallenflüssigkeit aus der Gallenblase ausgeschüttet. Produziert die Leber zu wenig Gallenflüssigkeit, gibt es Probleme mit der Fettverträglichkeit. Besonders im Alter nimmt die Funktion von Leber und Gallenblase ab. Der Gallensaft anregende Ingwer ist also genau die richtige Wahl. Leider scheuen ältere Menschen vor exotischen Gewürzen oftmals zurück, weil sie denken, dass sie diese nicht so gut vertragen. Dabei wäre es gerade für sie wichtig, die Mahlzeiten mit so gesunden Gewürzen wie Ingwer oder auch Kurkuma und Galgant zu verfeinern, um den Verdauungsprozess anzuregen.

Dass Ingwer nicht nur ein traditionsreiches Mittel zur Anregung des Gallenflusses ist, sondern auch ein wirksames, zeigen Versuche an Tieren: Ingwerextrakt zeigte im Vergleich zu einer Placebolösung (Lösung ohne Wirkstoff) einen um 20 Prozent stärkeren Anstieg der Gallensaftmenge.

Eine wertvolle Unterstützung des Verdauungsprozesses sind auch die Enzyme im Ingwer. Es handelt sich dabei vor allem um stärke- und eiweißspaltende Enzyme, die Amylasen und Proteasen. Sie sorgen dafür, dass die Nahrung leichter verdaut wird und nicht schwer im Magen liegt. Übrigens werden die Enzyme nicht erst im Magen aktiv, sondern bereits bei der Zubereitung der Mahlzeit in der Küche, aber dazu mehr im Rezeptteil.

So hilft Ingwer

Frischen oder getrockneten Ingwer als Gewürz zu den Speisen geben oder eine Tasse Ingwertee vor dem Essen trinken. Das erleichtert die Verdauung. Dazu haben wir am Ende des Buches viele leckere Rezepte zusammengestellt. Bei Verdauungsbeschwerden übergießen Sie etwa einen Teelöffel grob gepulverten, getrockneten Ingwer mit einer Tasse heißem Wasser und lassen ihn 5 bis 10 Minuten abgedeckt ziehen. Anschließend durch ein Sieb geben und vor dem Essen trinken. Beachten Sie: Bei Gallensteinleiden sollten

Sie größere Mengen Ingwer nur in Absprache mit dem Arzt einnehmen. Kleine Mengen, um die Speisen zu verfeinern, sind aber unbedenklich.

Bei Magenschleimhautschäden

Eigentlich empfiehlt ein Medizinersprüchlein bei Magengeschwüren: no hurry, no curry, no worry, meiden Sie also Hektik, Scharfes und Ärger. Ingwer scheint hier jedoch die Ausnahme von der Regel zu sein. So paradox es klingt, in Tierversuchen zeigte sich, dass einige Wirkstoffe des Ingwers Schäden in der Magenschleimhaut, die in den Versuchen durch Stress hervorgerufen wurden, vermindern konnten. Die

Exkurs: Klassische, aromatische und scharfe Bittermittel

Es gibt zahlreiche Pflanzen, die bitter schmecken. Und zwar deshalb, weil sie Rezeptoren am Zungengrund erregen, die ausschließlich auf diese Bitterstoffe reagieren.

Bittermittel sind uralte Hilfsmittel zur Erleichterung der Verdauung und zum Anregen des Appetits. Nicht von ungefähr wird vor und nach dem Essen gerne ein „Magenbitter" als Aperitif oder Digestif gereicht. In diesen Schnäpsen sind meist Wermut, Tausendgüldenkraut, Artischocke oder Enzian enthalten. Diese klassischen Bittermittel heißen Amara tonica. Die Amara aromatica, also die aromatischen Bindemittel, enthalten neben Bitterstoffen noch ätherische Öle. Diese Wirkstoffe regen die Verdauung zusätzlich an und wirken obendrein gegen Bakterien im Darm. Das verhindert die Gasbildung und schützt somit vor Blähungen. Beispiele sind Kalmus, Engelwurz und Schafgarbe.

Ingwer gehört zu den scharfen Bittermitteln, den Amara acria. Sie schmecken scharf und bitter. Die Schärfe regt die Wärmerezeptoren in Mund und Magen an und erhöht die Speichel- und Magensaftproduktion. Außerdem wird die Kreislauffunktion angeregt, was den Verdauungsprozess zusätzlich unterstützen soll.

Wissenschaftler führen diese Wirkung unter anderem auf die ätherischen Öle zurück. Vor allem Zingiberen, Sesquiphellandren, Bisabolen und Curcumen sollen die Hauptwirkstoffe sein. Aber auch bestimmte Scharfstoffe schützen vor Magengeschwüren.

So hilft Ingwer
Wer einen empfindlichen Magen hat, sollte den frischen Ingwer erst kurz vor dem Servieren unters Essen mischen und nicht mitkochen. Denn dann bleiben die ätherischen Öle voll erhalten und die Gingerole haben sich noch nicht in die schärferen Shogaole umgewandelt.

Ingwer gegen Blähbauch

Im Darm entwickelt sich Ingwer zum heißen Feger. Er räumt auf mit vielen schädlichen Bakterien und Parasiten. Er reguliert auch das Gleichgewicht der gesunden Darmflora. Laborstudien haben gezeigt, dass Ingwerwirkstoffe die Vermehrung von Dickdarmbakterien hemmen, die sich von unverdauten Kohlenhydraten ernähren. Der bakterielle Abbau dieser schwer verdaulichen Reste führt oft zu Blähungen. Mit Ingwer soll das ein Ende haben. Außerdem fördert Ingwer das Wachstum der Milchsäurebakterien, die für die Verdauung günstig sind. Milchsäurebakterien bauen Kohlenhydrate zu Milchsäure ab, ohne dass dabei Gase entstehen.
Ingwer regt auch sanft die Verdauung an. Selbst schwer verdauliche Speisen wie Sauerkraut oder Hülsenfrüchte verursachen keine Blähungen, wenn sie mit Ingwer gewürzt wurden.

So hilft Ingwer
Auch hier gilt, den Ingwer erst am Schluss unters Essen mischen, da auch die ätherischen Öle antibakteriell wirken.

Ingwer gegen Übelkeit

Jeder von uns hat in seinem Leben sicherlich schon einmal unter Übelkeit gelitten und kennt die unangenehme Situation, wenn einen außerhalb der eigenen vier Wände plötzlich ein Anflug von Übelkeit packt und der kalte Schweiß auf der Stirn steht. Ob bei Reiseübelkeit, in der Schwangerschaft oder bei anderen Formen der Übelkeit, Ingwer ist in vielen Fällen ein geeignetes Mittel.

Seekrankheit und Reiseübelkeit

Für viele hört eine Seefahrt dann auf, lustig zu sein, wenn das Wetter nicht mitspielt. Denn wenn auf hoher See die Wellen toben, schlägt es den meisten Landratten auf Magen und Gemüt. Der Reisende wird plötzlich seltsam still und blass, kalter Schweiß steht ihm auf der Stirn. Er hat nur noch einen Gedanken: Wo ist die Toilette oder sicherheitshalber gleich die Reling. Keine falsche Scham, das passiert selbst echten Seebären.
Schon die Mediziner früherer Zeiten wollten die Ursache für die Seekrankheit erforschen. Der Leibarzt von Napoleon glaubte den

Grund und auch ein Mittel gegen die Übelkeit gefunden zu haben. Er nahm an, dass das Hin- und Herschwappen der Hirnmasse für die Symptome verantwortlich sei. Deshalb war er davon überzeugt, dass junge und intelligente Leute, bei denen das Gehirn groß und weich ist, besonders stark unter der Bewegungskrankheit litten. Seine Therapie lag deshalb auf der Hand, er empfahl den Seekranken, ein Band fest um die Stirn zu wickeln. Ob diese Therapie jemals Erfolg hatte? Auch wenn es für Betroffene nur ein schwacher Trost ist, zumindest wissen die Mediziner heute, wieso es den Reisenden schlecht wird. Bei der Reisekrankheit handelt es sich nicht um eine richtige Krankheit, sondern um einen „Sinneskonflikt", der dadurch entsteht, dass Informationen aus verschiedenen Sinnesorganen nicht miteinander übereinstimmen und das zentrale Nervensystem widersprüchliche Informationen verarbeiten muss. Die Rezeptoren für diese Reize sitzen im Innenohr.

Eine Flüssigkeit, die sich in den dort liegenden Bogengängen hin und her bewegt, reizt die Gleichgewichtsrezeptoren. Wie bei der Libelle in einer Wasserwaage werden dadurch Abweichungen von der Horizontalen in alle drei Richtungen des Raumes angezeigt, ans Gehirn weitergeleitet und dort verarbeitet. Hinzu kommen die Meldungen der so genannten Gleichgewichtssteinchen, den statolithischen Rezeptoren, auch Gehörsand genannt. Sie melden Beschleunigung und sind direkt für die Auslösung der Reisekrankheit verantwortlich.

Wenn sich nun ein Schiff bei ordentlichem Seegang durch die Dünung auf und nieder bewegt, gleichzeitig nach rechts und links rollt und auch noch seitlich anfängt zu schlingern, dann sind die Rezeptoren im Innenohr schlichtweg überfordert. Wenn sich der Reisende nun unter Deck aufhält, wo das Auge keine Bewegung des Körpers gegenüber der Kabine registriert und weiterleitet, ist das Gehirn vollends verwirrt. Denn die Informationen von Auge und Gleichgewichtsorgan passen überhaupt nicht zusammen. Die Auslöser der Reiseübelkeit sind also so weit erforscht. Und die Folgen, also Blässe, Müdigkeit, Magendruck, Schweißausbrüche, Übelkeit und Erbrechen, sind sowieso kein Geheimnis.

Nur was genau im Brechzentrum des Gehirns passiert und warum es durch den Sinneskonflikt zu einem Brechreiz kommt, ist noch unklar. Die Wissenschaftler vermuten jedoch, dass es sich beim Brechreflex um einen Stressreflex handelt. Durch die Magenentleerung wird weniger Blut im Magen-Darm-Bereich benötigt und so bleibt eine größere Blutmenge für Gehirn und Muskeln übrig. Wenn es ums Überleben geht, ist das sicherlich ein sinnvoller Mechanismus.

Aber besser, es kommt erst gar nicht so weit. Also lieber vorbeugen, denn wenn die Übelkeit erst aufkommt, ist meist alles zu spät. Hier die besten Verhaltenstipps für einen Bootstrip.

Exkurs: **Tipps für eine stürmische Seereise**

Schon die Wahl des Bootes kann für den Spaß auf See ausschlaggebend sein. Auf einem Motorschiff wird man nämlich leichter seekrank als auf einem Segler. Eine Segeljacht liegt zwar schräg im Wasser, ihre Bewegung um die Längsachse, die Rollbewegung, wie der Seemann sie nennt, wird jedoch durch die stabilisierende Bewegung von Segel und Kiel wesentlich gedämpft. Wenn Ihnen auf See leicht schlecht wird, sollten Sie sich möglichst am Drehpunkt des Schiffes aufhalten, also etwa im Schnittpunkt von Längs- und Querachse, denn da bewegt sich das Boot am wenigsten. Bleiben Sie nach Möglichkeit an Deck, halten Sie den Kopf ruhig und versuchen Sie den Horizont zu fixieren. Er ist nämlich das einzige stabile optische Vergleichsobjekt.

Am besten ist, die anfällige Person übernimmt gleich selbst das Ruder. Die Konzentration auf den Horizont und die Ablenkung sind ideale Vorbeugemaßnahmen. Falls alles vergeblich war, hilft es meist, sich hinzulegen und zu schlafen. Auf jeden Fall sollten Sie auf jeglichen Alkohol verzichten, denn der beeinträchtigt das Gleichgewichtssystem zusätzlich, was ja oft auch schon an Land ein Problem ist.

Und dann bleibt noch ein kleiner Trost für alle, die eine mehrtägige Reise an Bord gebucht haben: Das Gleichgewichtsorgan gewöhnt sich mit der Zeit an die unterschiedlichen Bewegungsreize und hört dann auf zu rebellieren. Das Organ passt sich übrigens leichter an, wenn man sich vor Reiseantritt ausreichend Schlaf gönnt. Aber der Gewöhnungseffekt funktioniert nur auf Schiffen vergleichbarer Größe. Also besser nicht den Bootstyp wechseln. Schon Charles Darwin beobachtete, dass Matrosen, die sich an die Bewegung eines großen Schiffes gewöhnt hatten, seekrank wurden, wenn sie in ein Ruderboot einstiegen.

Aber es sind ja nicht nur Schifffahrten, bei denen es vielen übel wird. Diese Schlingerbewegungen treten auch bei Autoreisen auf, zum Beispiel wenn der Fahrer in einer Kurve bremst oder beschleunigt oder wenn man bei einer Kurvenfahrt den Kopf dreht, hebt oder senkt. Dem Fahrer wird es bei einer solchen Autofahrt eigentlich nie schlecht. Denn er folgt mit seinen Augen, seiner

Körperbewegung und seiner vollen Konzentration den Kurven, die er fährt. Die Bewegung, die das Gleichgewichtsorgan registriert, wird durch die anderen Sinnesorgane voll unterstützt. Anders geht es dem Beifahrer, wenn er im Auto liest. Das Gleichgewichtsorgan im Innenohr meldet Bewegung, das Auge hingegen erfasst ein scheinbar ruhendes Bild. Mit diesen unterschiedlichen Informationen ist das Gehirn überfordert und es reagiert mit Übelkeit. Ähnlich geht es den Mitreisenden auf dem Rücksitz, die das ruhende Wageninnere vor ihren Augen haben im Gegensatz zu der Bewegung, die das Gleichgewichtsorgan meldet.

Tipps für die Autofahrt

Wem es bei Autofahrten leicht übel wird, sollte besser vorn als hinten Platz nehmen.

Kindern auf dem Rücksitz wird es seltener schlecht, wenn sie in ihrem Kindersitz möglichst hoch und mit freiem Blick nach draußen sitzen. Platzieren Sie sich bei Busfahrten ganz weit vorn, am besten gleich hinter der Vorderachse. Auf keinen Fall aber sollten Sie auf kurvenreicher Strecke lesen.

Neben diesen Tipps gibt es noch einige medizinische Hilfen gegen Reisekrankheit. Zu den natürlichen Behandlungsmethoden gehören beispielsweise Akkupressurbänder. Ein Gummiband mit einem Knopf wird so um das Handgelenk gespannt, dass der Knopf an der Innenseite des Handgelenks einen bestimmten Punkt stimuliert.

Ingwer bei Seekrankheit und Reiseübelkeit

Die großen chinesischen Seefahrer früherer Zeiten nahmen Ingwer gegen die Seekrankheit mit an Bord, wie der chinesische Reisende Fa-hsien im fünften Jahrhundert von seinen Fahrten berichtet. In Erde eingesetzt, beginnt die Knolle schnell auszutreiben, die frischen grünen Triebe sind zart und noch mild im Geschmack. Sie wurden bei Übelkeit einfach gekaut. Inzwischen hat die moderne Medizin diese Wirkung bestätigt. Vergleichstests zeigen auch, dass sich Ingwer durchaus mit chemischen Mitteln messen kann. In einer Studie war der getrocknete und gepulverte Ingwer sogar besser wirksam als das zum Vergleich verwendete Dimenhydrinat, eine synthetische Substanz, die sich in den meisten Reisetabletten befindet. Als Wirkstoffe werden verschiedene Scharfstoffe verantwortlich gemacht. In Labortests boten sowohl die Gruppe der Gingerole als auch die Shogaole einen wirksamen Schutz gegen Erbrechen.

Wie die Substanzen wirken, ist bis heute noch ziemlich unklar. Möglicherweise haben sie einen gewissen Einfluss auf das zentrale Nervensystem. Hauptsächlich beruhigen die Scharfstoffe aber direkt im Verdauungstrakt. Sie entspannen dort die Muskeln und lösen Krämpfe sowie Verspannungen in den Magenblutgefäßen. Der Magen wird dadurch stärker durchblutet, die Verdauungstätigkeit gefördert und Reizerscheinungen werden abgemildert.

So hilft Ingwer nicht nur bei Seekrankheit, sondern auch bei Reiseübelkeit im Auto, Übelkeit nach Medikamenteneinnahme oder verdorbenem Magen.

Im Gegensatz zu den synthetischen Mitteln gegen Übelkeit, den so genannten Antiemetika machen Ingwerpräparate nicht müde. Auch die Sehstörungen, mit denen bei den synthetischen Mitteln zu rechnen ist, treten bei Ingwer nicht auf. Außerdem gibt es für Ingwerpulver keine lange Liste von Gegenanzeigen und Wechselwirkungen, wie sie auf den Beipackzetteln der Antiemetika aufgeführt ist.

So hift Ingwer
Eine halbe Stunde vor Reisebeginn zwei bis vier Kapseln mit je 250 Milligramm gemahlenem Ingwer einnehmen, während der Reisedauer alle vier Stunden auffrischen. Wem es nicht unangenehm ist, der kann auch frischen Ingwer kauen.

Studien mit Ingwerpulver

Zahlreiche Studien haben die Wirkung von Ingwer bei Reisekrankheiten untersucht. Nur einige sollen hier erwähnt werden. Eine Studie wurde an 80 jungen Seekadetten im Alter von 16 bis 19 Jahren durchgeführt. Sie nahmen jeweils entweder ein Gramm Ingwerpulver oder ein wirkstofffreies Medikament ein, also ein Placebo. Dabei zeigte sich, dass die Gruppe, die das Ingwerpulver einnahm, deutlich seltener an Kaltschweiß, Schwindel und Übelkeit litt als die Gruppe, die das Placebo einnahm.

In einem anderen Fall wurden 60 Teilnehmer einer Kreuzfahrt im Alter von 10 bis 77 Jahren getestet. Ein Teil der Gruppe nahm alle 4 Stunden 500 mg Ingwerpulver ein, die anderen Teilnehmer 100 mg eines synthetischen Mittels mit dem Namen Dimenhydrinat. Ingwer verhinderte die Reiseübelkeit in der Studie genauso erfolgreich wie das synthetische Mittel und zeigte darüber hinaus noch geringere Nebenwirkungen.

Ähnliche Ergebnisse zeigte eine größer angelegte Untersuchung mit etwa 1 500 Touristen auf Walsafari. Die Teilnehmer nahmen alle vier Stunden 500 mg Ingwerpulver oder alternativ dazu verschiedene andere Antibrechmittel ein. Auch hier war Ingwer den anderen Mitteln in seiner Wirkung keineswegs unterlegen.

In einem weiteren Versuch unterzogen sich 36 Studenten mit starker Reisekrankheit einem Drehstuhlexperiment. Durch die Drehbewegung wurde bei den Teilnehmern eine künstliche Übelkeit provoziert. Die Teilnehmer bekamen vor dem Test knapp 1 g Ingwerpulver oder 100 mg Dimenhydrinat oder ein Placebo. Die Studenten, die Ingwer einnahmen, hielten es im Vergleich zu ihren Kommilitonen, die keinen Wirkstoff oder den synthetischen Wirkstoff einnahmen, deutlich länger auf dem motorisierten Drehstuhl aus. Ingwer war also in der Wirkung sogar dem synthetischen Mittel überlegen.

Aber nicht alle Studien sprechen für die Wirksamkeit des knolligen Wurzelstockes.

Es gibt auch Untersuchungen, in denen die Wirksamkeit von Ingwer nicht belegt werden konnte.

Möglicherweise sind hierfür die unterschiedliche Qualität der verwendeten Präparate und stark voneinander abweichende Versuchsbedingungen ausschlaggebend.

Schwangerschaftserbrechen

Den meisten Frauen ist während der ersten Monate der Schwangerschaft am Morgen sehr übel, viele müssen sich sogar täglich übergeben.

Dies ist normalerweise kein Grund zur Sorge, da es sich hierbei um eine völlig normale Reaktion des Körpers auf die Hormone handelt, die während einer Schwangerschaft ausgeschüttet werden.

Problematisch kann es allerdings dann werden, wenn die Schwangere durch sehr starkes Erbrechen, das über einen längeren Zeitraum hinweg anhält, zu viel Flüssigkeit und Elektrolyte verliert. Manchmal ist dann eine stationäre Behandlung im Krankenhaus nötig. Bei ungewöhnlich starkem oder anhaltendem Erbrechen sollte auf jeden Fall der Gynäkologe angesprochen werden.

Neben der Hormonumstellung spielen möglicherweise auch psychische Faktoren eine Rolle, die die Beschwerden verstärken, zum Beispiel Probleme mit dem Partner oder materielle Sorgen, die zu einer inneren Abwehrhaltung gegen die Schwangerschaft führen.

Die medikamentöse Behandlung ist ein großes Problem, denn der Embryo bekommt von den meisten Arzneimitteln etwas ab. Deshalb muss eine Medikamenteneinnahme in der Schwangerschaft immer besonders sorgfältig abgewogen werden. Am besten probieren Sie es erst einmal mit ein paar einfachen Tipps.

Je nach Art der Beschwerden können Sie verschiedene homöopathische Mittel einnehmen. Bei starker

> ### Unser Tipp
>
> Nehmen Sie statt drei großen Mahlzeiten lieber mehrere kleine zu sich. Die erste am besten noch im Bett. Sie können sich schon am Vorabend ein paar Kekse oder Zwieback ans Bett stellen. Dazu trinken Sie noch vor dem Aufstehen eine Tasse Kräutertee, zum Beispiel mit Melisse, Kamille oder Pfefferminze. (Kann auch über Nacht in einer Thermoskanne warm gehalten werden.) Außerdem kann Vitamin B$_6$ in Mengen von 160 bis 600 mg, über den Tag verteilt eingenommen, gegen die Übelkeit helfen.

und länger anhaltender Übelkeit, die auch nach dem Erbrechen nicht besser wird und von Durchfall und kolikartigen Schmerzen begleitet wird, hilft Ipecacuanha D 6.

Treten Übelkeit und Brechreiz vor allem dann auf, wenn Sie Speisen sehen oder riechen, neigen Sie außerdem zum Kollabieren oder tritt Ihnen kalter Schweiß auf die Stirn, empfiehlt die Homöopathie Colchicum autumnale D 6. Sepia D 12 wird gegen anhaltende Übelkeit eingesetzt, die mit Erbrechen von milchiger Flüssigkeit einhergeht. Auch hier verschlimmert der Geruch von Essen die Übelkeit.

Wenn die Symptome nicht dauernd anhalten, sondern eher plötzlich auftreten und mit Sodbrennen, saurem Aufstoßen und saurem Erbrechen verbunden sind, sollten Sie Iris versicolor D 6 gegen Ihre Beschwerden ausprobieren.

Alle angegebenen Homöopathika werden als Tabletten oder sogenannte Globuli eingenommen. Lutschen Sie dreimal täglich 1 bis 2 Tabletten oder 5 bis 10 Globuli. Im akuten Fall darf die Dosierung alle zwei Stunden wiederholt werden, aber nur für maximal 24 Stunden.

Ingwer bei Schwangerschaftsübelkeit

Da Ingwer ein sehr gut verträgliches Heilmittel gegen Übelkeit ist, lag es auf der Hand, seine Wirksamkeit auch bei Schwangerschaftserbrechen auszuprobieren. Dazu nahmen 30 Frauen in der 7. bis 17. Schwangerschaftswoche über 4 Tage hinweg täglich 250 mg Ingwerpulver ein. Es folgten zwei Tage ohne Medikamente. Anschließend bekamen die Frauen 4 Tage lang ein Scheinmedikament (Placebo). Im Vergleich ging es den Frauen während der Ingwereinnahme deutlich besser, die Übelkeit ging merklich zurück. Die Behandlung zeigte auch keinerlei Auswirkungen auf die Kinder.

Trotz der guten Ergebnisse wird die Gabe von Ingwer gegen Schwangerschaftserbrechen von Wissenschaftlern verschiedener Länder unterschiedlich beurteilt. Während die amerikanischen Gesundheitsbehörden das Medikament als sicher und unbedenklich einstufen, raten die deutschen Gesundheitsinstitute davon ab. Es wird zwar nicht befürchtet, dass Ingwerpulver die Zellen oder das Erbmaterial schädigt, aber es liegen doch insgesamt noch zu wenig Untersuchungen vor, um die Wirkung auf den Embryo abschätzen zu können. Dazu wären noch weitere Tests erforderlich. Schwangere Frauen sollten sich vor der Einnahme auf jeden Fall von ihrem Frauenarzt beraten lassen. Ingwer als Gewürz im Essen ist allerdings unbedenklich. Schließlich essen Millionen von schwangeren Frauen in Asien täglich Ingwer, ohne dass Auswirkungen auf den Embryo beobachtet wurden.

Sonstige Formen der Übelkeit

Übelkeit und Erbrechen treten sehr häufig als unangenehme Folgeerscheinungen von Narkosen auf. Deshalb wurde die Wirkung von Ingwerpulver auch in Verbindung mit einer Operationsnarkose ausgetestet. Bei kleineren und größeren chirurgischen Eingriffen bekamen die Testpersonen vor der Narkose jeweils ein Gramm Ingwer. Auch hier zeigte Ingwer ganz deutlich seine positive Wirkung gegen die Übelkeit.

Viele Medikamente bekämpfen nicht nur die Erkrankung, gegen die sie eingesetzt werden, sondern haben oft auch unangenehme Nebenwirkungen.

Besonders die Arzneien bei der Krebstherapie erzeugen oft Übelkeit. Eine Vergleichsuntersuchung von Ingwerpulver mit Placebos zeigt, dass die Knolle auch hier wirksam ist. Da Ingwer gut vertragen wird, stellt er keine zusätzliche Belastung für den Körper dar.

Ingwer für Herz, Kreislauf, Blut und Gefäße

Herz-Kreislauf-Erkrankungen sind bei uns in Deutschland die häufigste Todesursache. In anderen Ländern wie zum Beispiel Japan sind deutlich weniger Menschen davon betroffen. Dass die unterschiedlichen Ernährungsweisen in den verschiedenen Ländern einen starken Einfluss haben, ist unumstritten. Die fisch- und pflanzenreiche Kost der Asiaten wirkt sich sicherlich günstig auf diese Zivilisationskrankheiten aus. Vielleicht spielt sogar Ingwer, der in der asiatischen Küche sehr häufig verwendet wird, eine kleine Rolle, um Herz-Kreislauf-Erkrankungen zu vermeiden. Denn Ingwer wirkt auf das Herz, den Kreislauf und vor allem auf das Blut.

Einfluss auf den Cholesterinspiegel

Ein erhöhter Cholesterinspiegel gehört zu den Risikofaktoren für Arteriosklerose. Diese „Verkalkung" der Blutgefäße entsteht durch Einlagerungen von Cholesterin in die Gefäßwände, die dadurch härter, enger und unbeweglicher werden. Entsprechend wird der Durchfluss des Blutes schwieriger, der Transport von Sauerstoff und Nährstoffen zu den einzelnen Organen behindert und Abfallprodukte werden im Blut schlechter abtransportiert. Besonders die kleinen Haargefäße können verschließen. Aber auch in den größeren Arterien kommt es mit der Zeit zu einer Verdickung der arteriosklerotischen Ablagerungen, bis im schlimmsten Fall das Gefäß verstopft ist und die Blutversorgung des betroffenen Gewebes komplett unterbunden wird.

Die Verkalkung der Blutgefäße ist ein schleichender Prozess, den man nicht mehr rückgängig machen kann. Vorbeugen heißt also die Devise. Eine wichtige Maßnahme ist hier, die tierischen Fette in der Nahrung zu reduzieren. Verschiedene pflanzliche Lebensmittel unterstützen diese Diät sehr wirkungsvoll. Schon lange ist zum Beispiel Knoblauch als Cholesterinsenker bekannt. Als Nebenwirkung ist „lediglich" Mund- und Körpergeruch zu befürchten. Ein verständlicher Grund, warum viele Knoblauch ablehnen.

Für alle, die den Geruch nicht mögen, aber etwas Gutes für ihren Cholesterinspiegel tun möchten, könnte Ingwer eine Lösung sein. Schlemmen ohne Reue ist natürlich mit Ingwer auch nicht möglich, aber wenn schon tierische Fette, dann bitte mit Ingwer. So zumindest könnte man das Ergebnis einer indischen Forschungsarbeit interpretieren. Trotz einer cholesterinreichen Diät ließ sich nämlich der Anstieg der Cholesterinwerte durch Ingwer bremsen. Denn er hemmt – so wird vermutet – die Aufnahme des Cholesterins aus der Nahrung und erhöht die Cholesterinausscheidung. Doch bevor Sie kräftig zuschlagen, warten Sie lieber noch weitere Untersuchungen ab, die Ergebnisse stammen bislang lediglich aus Tierversuchen. Die Untersuchungen am Menschen sind in diesem Punkt noch nicht sehr aussagekräftig.

So hilft Ingwer
Möglichst häufig mit frischem oder getrocknetem Ingwer kochen.

Verbesserung der Fließfähigkeit des Blutes

Sowohl Knoblauch als auch Ingwer machen das Blut fließfähiger. Und das wiederum haben beide mit dem vielseitigen Evergreen Aspirin® gemeinsam. Aspirin® mit dem Wirkstoff Acetylsalicylsäure – kurz ASS – ist heute eines der wichtigsten Arzneimittel zum Vorbeugen von Infarkten in Herz und Gehirn. Es hemmt die Blutgerinnung und verhindert, dass sich Gerinnsel in den Adern bilden, die schlimmstenfalls ein Blutgefäß im Gehirn oder in den Herzkranzgefäßen verstopfen. Acetylsalicylsäure ist ein spezifischer Hemmstoff eines bestimmten körpereigenen Enzyms mit dem Namen Cyclooxygenase. Ist dieses Enzym gehemmt, wird die Blutgerinnung vermindert.

Nun wird Ingwer dem Aspirin diese Spitzenreiterrolle nicht streitig machen, aber immerhin zeigte sich bei Laborversuchen und in kleineren Studien, dass Ingwer ebenfalls in diesen Mechanismus eingreift und so das Blut fließfähiger macht. Eine indische Studie an gesunden Männern beobachtete die Wirkung von Ingwer auf die Blutwerte. Die Männer aßen über sieben Tage 100 g Butter. Dann folgten sieben weitere Tage, in denen die Hälfte der Gruppe täglich 5 g getrockneten Ingwer pro Tag im Essen zu sich nahmen, die andere nicht. Vor allem die Verklumpung der Blutplättchen war Gegenstand des Forscherinteresses. Und die war in der Ingwer-Gruppe deutlich vermindert. Ähnliche Ergebnisse zeigten Untersuchungen an Frauen, die frischen Ingwer einnahmen. Auch hier war die Blutplättchenverklumpung deutlich geringer als beim Placebo. Studien mit kleineren Mengen Ingwer waren weniger erfolgreich. Möglicherweise könnte sich der Wurzelstock damit zur echten Konkurrenz für Knoblauch entwickeln, denn er hat zwei Vorteile: Er verschlechtert erstens nicht die Atemluft und zweitens geht seine Wirkung durch schonendes

Kochen nicht verloren. In der Zukunft sind jedoch noch weitere Studien im größeren Umfang nötig, um diese Ergebnisse absichern zu können.

Wirkung aufs Herz

Wer mit Ingwer kocht, der verspürt gleich die wohltuende Wärme, die die Wirkstoffe im Körper verbreiten. In der chinesischen Medizin gilt Ingwer auch als Heilpflanze, die die innere Wärme entfacht und Energiebahnen freisetzt.

Die Sprache der westlichen Wissenschaftler klingt nicht ganz so poetisch, aber sie bestätigt, dass Ingwer eine kräftigende und anregende Wirkung auf den Herzmuskel hat und damit die Herzkraft steigert.

Forscher konnten sogar zeigen, welche Vorgänge Ingwer in den Herzmuskelzellen bewirkt.

Ein kräftiger Herzmuskel kann mehr Blut pro Minute aus dem Herzen in die peripheren Blutgefäße pumpen. Dadurch kann das Herz seine Schlagfrequenz reduzieren – es arbeitet wesentlich ökonomischer.

Durch die kräftigeren Herzschläge wird außerdem die Durchblutung des gesamten Körpers gefördert und die Versorgung mit Sauerstoff und Nährstoffen verbessert. Der gesamte Kreislauf profitiert von der besseren Blutversorgung. Er wird in Fahrt gebracht, ohne dass – so das Ergebnis von Untersuchungen – der Blutdruck dabei erhöht wird. Im Gegenteil konnte sogar eine leichte Blutdrucksenkung durch eine Erweiterung der Blutgefäße festgestellt werden, die den Herzmuskel zusätzlich entlastet.

So hilft Ingwer

Wer morgens Probleme mit dem Aufstehen hat und tagsüber schnell anfängt zu frieren, ist mit dem knolligen Gewächs gut beraten. Ein Ingwermüsli zum Frühstück macht fit für den Tag und ein schnelles Ingwersüppchen zwischendurch heizt gut ein.

Auch eine morgendliche Massage mit etwa 4 Prozent des ätherischen Ingweröls in Jojobaöl oder einer Körperlotion regt den Kreislauf angenehm an. Konzentriertes Ingweröl sollte aber nicht verwendet werden, da es möglicherweise zu Hautreizungen führt.

Ingwer gegen Rheuma und Schmerzen

Rheuma ist eine Erkrankung mit einem vielseitigen Erscheinungsbild. Die bekannteste und häufigste Form ist der chronische Gelenkrheumatismus, die chronische Arthritis. Doch nicht nur die Gelenke können rheumatisch erkranken, auch Muskulatur, Sehnen, die Haut und verschiedene andere Organe sind manchmal betroffen.

Gemeinsam ist den verschiedenen Rheumaformen die Erkrankung des Stütz- und Bindegewebes des Bewegungsapparates.

An den erkrankten Stellen zeigen sich meist typische Symptome wie Schmerz, Schwellung und Funktionsbehinderung. Wucherungen der Gelenkinnenhaut, Zerstörung des darunter liegenden Gelenkknorpels und Schwund des angrenzenden Knochens führen in einigen Fällen zur Bewegungseinschränkung bis zur dauernden Versteifung.

Die Ursachen der Krankheit sind ebenso wie ihre Erscheinungsformen äußerst vielschichtig.

Dieser Umstand macht auch die Behandlung schwierig. Chronische Rheumaleiden können derzeit nicht geheilt werden, das Ziel der Behandlung richtet sich deshalb darauf, den Ablauf der Erkrankung zu verlangsamen, die Entzündung zu dämpfen und möglichst Schmerzfreiheit zu erreichen. Dazu werden verschiedene Wirkstoffe eingesetzt wie Diclofenac, Indometacin und Actylsalicylsäure. Diese Medikamente verhindern, dass sich bestimmte Überträgerstoffe für den Schmerz bilden, und lindern damit die Entzündung.

Die erwünschte Wirkung ist aber häufig mit Magenbeschwerden verbunden, da die Medikamente auch die Bildung der schützenden Magenschleimhautschicht hemmen und die Salzsäureausschüttung fördern. Ständig sind die Wissenschaftler auf der Suche nach Alternativen, die den Entzündungsprozess stoppen und dabei weniger Nebenwirkungen haben.

Pflanzliche Rheumatherapie

Natürlich halten die Forscher auch im Pflanzenreich Ausschau. Im Weihrauchextrakt scheinen sie bereits fündig geworden zu sein. Weihrauchextrakt ist wie Ingwer ein traditionelles Arzneimittel in der Ayurvedischen Medizin. Es handelt sich dabei um das Gummiharz von Boswellia serrata,

einem Balsambaumgewächs. Hauptwirkstoffe des Weihrauchextraktes sind die Boswelliasäuren. Sie hemmen – das konnte man inzwischen nachweisen – den Aufbau der körpereigenen Substanz Leukotrien, die bei chronischen entzündlichen Erkrankungen eine Rolle spielt. Die Ergebnisse von Studien bei Patienten mit Rheuma erscheinen recht vielversprechend. Schmerzen, Schwellung und Morgensteifigkeit gingen bei den Patienten stark zurück. Dabei traten im Vergleich zu den üblichen Rheumamitteln nur relativ geringe Nebenwirkungen wie leichte Magenbeschwerden und allergische Reaktionen auf. Für eine Zulassung als Arzneimittel reichen diese kleinen Studien allerdings nicht aus.

Ingwer, das pflanzliche Aspirin®?

Auch Ingwer gehört zu den Heilpflanzen, die inzwischen ernsthaft auf ihre Wirkung als Schmerz- und Rheumamittel abgecheckt werden. Der Wurzelstock wird schon seit Jahrtausenden gegen entzündliche Erkrankungen eingesetzt. Die praktischen Erfahrungen wurden in den letzten Jahren näher untersucht.

In Tierversuchen zeigte Ingwerextrakt deutliche entzündungshemmende und fiebersenkende Wirkungen. Auch für die isolierten Scharfstoffe 6-Gingerol und 6-Shogaol konnten diese Wirkungen bestätigt werden. Dabei erwies sich das schärfere Shogaol dem Gingerol noch überlegen. Es konnte im Reagenzglas auch geklärt werden, warum Ingwer entzündungshemmend wirkt. Die Scharfstoffe greifen ähnlich wie die synthetischen Mittel oder Weihrauch in den Entzündungsprozess ein. Versuche zeigten, dass die Wirkung der Scharfstoffe sogar mit synthetischen Rheumamitteln vergleichbar ist.

Ingwer soll darüber hinaus auch antioxidativ wirken, das heißt, dass er so genannte freie Radikale abfängt, die ansonsten die Zellen schädigen würden. Dieses antioxiative Potenzial könnte die entzündungshemmende Wirkung noch verstärken.

In Dänemark sollten verschiedene Untersuchungen an Patienten die entzündungshemmende Wirkung der Knolle bestätigen. Zunächst wurde an einer kleinen Gruppe von sieben Patienten zwischen 50 und 67 Jahren Wirksamkeit und Verträglichkeit des Ingwers untersucht. Die Männer und Frauen litten an chronischem Gelenkrheumatismus. Alle nahmen die klassischen entzündungshemmenden Rheumamittel ein. Einige Patienten wurden später auch mit Kortison und/oder Goldsalzen behandelt. Die Medikamente brachten jedoch nur vorübergehend Besserung, aber keine Beschwerdefreiheit. Ein Patient, ein 50-jähriger Asiate, nahm von Anfang an täglich 50 g frischen Ingwer zu sich, den er vorher kurz aufgekocht hatte. 30 Tage nach Beginn dieser Therapie hatten sich die Schmerzen und Entzündungzeichen deutlich gebessert. Nach drei Monaten Ingwertherapie waren die

Schmerzen, die Entzündung und die Anschwellung der Gelenke komplett abgeklungen. Der Mann konnte seinen Beruf als Automechaniker wieder ausüben. Er hat die Ingwertherapie über einen Zeitraum von bisher zehn Jahren erfolgreich weitergeführt, ohne dass wieder ein Rückfall auftrat.

Auch die anderen 6 Patienten begannen mit der Einnahme von 5 g frischem Ingwer oder 0,5 bis 1 g Ingwerpulver. Vor Beginn der Therapie hatten sie drei Monate lang weder Kortison noch Goldsalze eingenommen. Die Patienten nahmen aber weiterhin noch die entzündungshemmenden synthetischen Rheumamittel ein. Durch den Ingwer verbesserten sich die Beschwerden deutlich, sodass die synthetischen Mittel abgesetzt werden konnten. Nach drei Monaten berichteten alle Patienten, dass sich die Schmerzen und Schwellungen gebessert und die Beweglichkeit der Gelenke zugenommen hatte. Keiner der Patienten stellte während der Behandlung Nebenwirkungen fest. Die Patienten berichteten, dass sie sich insgesamt wohler und aktiver fühlten.

Auch in einer weiteren Befragung von 56 Patienten mit verschiedenen Rheumaformen, die unterschiedliche Mengen Ingwerpulver einnahmen, zeigte sich bei den meisten Patienten eine deutliche Verbesserung der Rheumasymptome bis hin zur Beschwerdefreiheit.

Die Patienten hatten vorher schon Rheumamittel eingenommen, die aber nicht zum gewünschten Erfolg führten oder starke Magenbeschwerden ausgelöst hatten. Erst durch die zusätzliche Einnahme von Ingwerpulver steigerte sich bei 75 Prozent der Patienten die Gelenkbeweglichkeit, sie hatten weniger Schmerzen und die Schwellung nahm deutlich ab.

Diese Anwendungsbeobachtungen an Patienten entsprechen zwar keineswegs den Anforderungen an eine klinische Studie, aber sie können zumindest die Richtung angeben, in der weiter geforscht werden muss.

Auf dem Rheumatologen-Kongress 1997 in Singapur wurde erstmals eine dänische Studie vorgestellt, in der Ingwerpulver im Vergleich zu einem Placebo und einem synthetischen Rheumamittel getestet wurde. Verglichen wurden die schmerzhemmende Wirkung der drei Substanzen sowie die Nebenwirkungen, die auftraten. Die Studie wurde doppelblind durchgeführt, das heißt, weder Patient noch Arzt wussten, welche der drei Kapseln der Proband einnahm: Ingwerpulver, Placebo oder das synthetische Rheumamittel. An der Untersuchung nahmen 56 Patienten über einen Zeitraum von sechs Wochen teil.

Das Ergebnis zeigte, dass Ingwerpulver dem Scheinmedikament zwar deutlich überlegen war, an die Wirkung des synthetischen Medikamentes aber nicht herankam. Beide Wirkstoffe zeigten erst am Ende der Behandlungszeit von 6 Wochen die besten Ergebnisse. Im Frühjahr 1998 startete eine Untersuchung in Berlin, in der erstmals eine definierte Menge Ingwerpulver verwendet wird. An der Studie sind rund 100 Personen mit leichtem bis mittelschwerem Rheuma beteiligt. Die Patienten nehmen zunächst dreimal täglich 2 Kapseln mit je 250 mg Ingwerpulver zu sich. Wenn sich nach zwei Monaten keine Besserung einstellt, wird die Dosis auf dreimal täglich 1000 mg verdoppelt. Mit Ergebnissen der Untersuchung ist frühestens 1999 zu rechnen.

Wenn Ingwer bei Rheumatikern auch kein 100-prozentiger Ersatz für die schulmedizinische Behandlung sein wird, so zeigen die Beispiele doch, dass der Wurzelstock merklich zur Erleichterung der Beschwerden beitragen kann. Und durch die ergänzende Therapie der Rheumapatienten mit Ingwer können nebenwirkungsreichere synthetische Arzneimittel möglicherweise reduziert werden.

Mehrere Naturheilkliniken in Deutschland setzen Ingwerpulver in Kapselform bereits erfolgreich zur Rheumatherapie ein.

So hilft Ingwer

Mindestens 5 g frischen Ingwer reiben oder fein hacken und unter die Speisen mischen. Wer es nicht zu scharf mag, sollte nur kurz aufkochen lassen. Die entzündungshemmenden Substanzen leiden unter dem Kochvorgang nicht. Im Gegenteil, die Shogaole, die beim Kochen entstehen, sollen sogar noch wirksamer gegen Schmerzen sein als die etwas milderen Gingerole. Diejenigen, die nicht jeden Tag mit Ingwer kochen wollen, können auch Ingwerpulver einnehmen. In Deutschland gibt es nur ein Fertigarzneimittel, das 250 mg Ingwer in Kapselform enthält und gegen Übelkeit zugelassen ist. Eine Anleitung zur Dosierung bei Rheumaschmerzen gibt es bisher noch nicht.

Was Ingwer sonst noch alles kann

Noch lange ist nicht alles erforscht, was im Ingwer steckt. Sowohl die Erfahrungsmedizin als auch die Untersuchungen in den Forschungslabors bieten noch viele interessante Hinweise auf mögliche Heilwirkungen des Ingwers, denen noch nachgegangen werden muss. Einige davon sollen hier kurz vorgestellt werden.

Stärkung des Immunsystems

Die durchblutungsfördernde Wirkung von Ingwer, die im Kapitel „Herz, Kreislauf, Blut und Blutgefäße (Seite 51 ff.)" ausführlich beschrieben wurde, regt auch das gesamte Immunsystem an, denn die Stoffwechselaktivität der Abwehrzellen nimmt zu und die Immunzellen können schneller im Körper transportiert werden. In Laborexperimenten wurde auch schon der direkte Einfluss von Ingwer auf menschliche Zellen überprüft. Es ließ sich zeigen, dass Ingwerextrakt die Zellen dazu anregt, vermehrt Abwehrstoffe zu produzieren.

Ingwer bei Fieber und Erkältung

Fieber ist eine gesunde Reaktion des Körpers, um mit Infektionen fertig zu werden. Es wird durch Schlüsselsubstanzen des Immunsystems ausgelöst, wenn die Abwehrzellen auf ihrer Patrouille im Blut auf infektiöse Eindringlinge treffen. Sie melden dem Gehirn, dass es den Temperaturregler höher stellen soll, damit die Krankheitserreger besser vernichtet werden können. Die Temperatur im Körper liegt nun mit rund 37 Grad Celsius unter dem aktuellen Sollwert. Um die Temperatur diesem erhöhten Sollwert anzupassen, ziehen sich die Hautgefäße zusammen,

damit keine Wärme verloren geht. Das zeigt sich in einer Gänsehaut. Außerdem fangen die Muskeln an zu zittern, um Wärme zu produzieren. Das Ergebnis ist der bekannte Schüttelfrost. Beide Maßnahmen zusammen lassen die Körpertemperatur ansteigen. Wir messen erhöhte Temperatur oder Fieber.

Nach erfolgreichem Kampf gegen den „Feind" wird der Temperaturregler wieder auf „normal" gestellt. Die noch erhöhte Temperatur im Körper erscheint also zu hoch. Zum Ausgleich öffnen sich die Poren in der Haut und der Körper fängt an zu schwitzen.

In der westlichen Naturheilkunde wird die Fieberphase durch schweißtreibende Heilpflanzen wie Holunderblüten und Lindenblüten unterstützt. Die traditionelle chinesische Medizin nutzt Ingwer als Heilmittel bei Schüttelfrost. Ingwer erwärmt den Körper von innen heraus und unterstützt so wirksam eine Schwitzkur.

Es gibt aber auch einen Grund, warum Ingwer in

der Entfieberungsphase eingesetzt wird. Wie schon erwähnt, hilft Ingwer wie der Wirkstoff Acetylsalicylsäure gegen die Entzündung bei Rheuma und gegen die Verklumpung der Blutplättchen. Ähnlich wie Aspirin® verhindert Ingwer, dass eine Überträgersubstanz mit dem Namen Prostaglandin gebildet wird. Diese Substanz spielt auch bei der Entstehung des Fiebers eine Rolle. Im Tierversuch wurde diese Theorie bereits überprüft und bestätigt.

Eine weitere Entdeckung, die im Tierversuch gemacht wurde, könnte bei Husten zum Tragen kommen: der Scharfstoff Shogaol wirkt im Gehirn wie ein Hustenblocker.

So hilft Ingwer

Wenn eine Erkältung mit Fieber im Anflug ist, hilft es meist, sich körperlich zu schonen.

Legen Sie sich am besten gleich ins Bett und trinken mehrmals täglich eine Tasse heißen Ingwertee.

Ingwer gegen Bakterien, Pilze und Parasiten

Ingwer hemmte im Laborversuch das Wachstum zahlreicher Bakterien (z.B. Bacillus subtilis, Staphylokokkus aureus, Staphylokokkus epidermitis, Escherichia coli, Salmonella thyphi). Im Vergleich zu Antibiotika wie Gentamycin oder Tetracyclin ist die Wirkung von Ingwer jedoch gering.

Auch wenn Ingwer sicherlich niemals eine Rolle als Antiseptikum oder Desinfektionsmittel spielen wird, hilft die Knolle zumindest auf unbedenkliche Art und Weise gegen Blähungen. Denn in Laborstudien zeigte sich, dass Ingwer speziell die Dickdarmbakterien im Wachstum hemmt, die sich von unverdauten Kohlenhydraten, zum Beispiel von Hülsenfrüchten, ernähren. Der bakterielle Abbau dieser Kohlenhydrate führt oft zu Blähungen (näheres siehe Seite 41). Gegen Pilze ist Ingwer nur schwach wirksam, dafür zeigen die Gingerole und

Shogaole aber einen anderen interessanten Effekt.
Sie töten einige Parasiten ab wie etwa Fadenwürmer und Schistosomen. Schistosomen sind tropische Saugwürmer, die eine oft tödlich verlaufende Krankheit übertragen, die Bilharziose. Diese Erkrankung ist in den warmen Gebieten der Erde, insbesondere den Tropen weit verbreitet. Die Würmer suchen sich Schnecken als Zwischenwirte und gelangen so in feuchte Gebiete und Gewässer. Dort bohren sie sich durch die Haut des Menschen, befallen Organe wie Leber, Lunge und das zentrale Nervensystem, wo die Eier ausgeschieden werden. Eine Behandlung mit Chemotherapeutika ist möglich.

Ingwer gegen Migräne

Unter dieser besonderen Form der Kopfschmerzen leiden sehr viele Menschen. Es handelt sich bei der Migräne um wiederholt und meist halbseitig auftretende anfallartige Kopfschmerzen, die Stunden bis Tage andauern können. Heilung gibt es keine, doch unzählig viele gute und schlechte Ratschläge, um eine Migräneattacke in den Griff zu bekommen oder zu verhindern, dass sie überhaupt ausbricht.

In der ayurvedischen Medizin wird bei Migräne Ingwer mit Erfolg eingesetzt. Ingwer-Forscher schlagen nun vor, die Knolle vorbeugend einzunehmen. Ein Wissenschaftler-Team beschreibt den Fall einer 42-jährigen Frau, die über 3 bis 4 Tage täglich 1,5 bis 2 g Ingwerpulver einnahm.
Anschließend integrierte sie Ingwer weiter in ihren Ernährungsplan. Sie bemerkte, dass ihre Migräneattacken deutlich seltener wurden.

Schutz für die Zellen

Der Begriff „Freie Radikale" ist in den letzten Jahren ein viel benutztes Schlagwort geworden. Sie sollen für viele Erkrankungen verantwortlich sein. Die Vitamine E, C und Beta-Carotin haben deshalb als Radikalfänger Hochkonjunktur. Auch Ingwer soll diese Qualitäten besitzen. Doch was tun diese Substanzen? Warum beugen sie Erkrankungen vor?

Radikalfänger schützen die Zellen vor Sauerstoff. Das klingt zunächst paradox, aber dieses Element, ohne das Leben nicht möglich wäre, hat auch seine Schattenseiten. Es kann sehr aggressiv sein. Denn das zunächst harmlose Element Sauerstoff kann in zwei Sauerstoffradikale zerfallen. Das heißt die Sauerstoffradikale besitzen ein freies, ungepaartes Elektron, wodurch sie ausgesprochen reaktionsfähig sind. Die Radikale sehen Sie nicht, wohl aber ihre Wirkung. Sie wird an Metallen sichtbar, zum Beispiel am Autoblech: Es rostet durch den Angriff des Sauerstoffes.

Schmecken und riechen können Sie die Auswirkungen an Fetten: Sie werden ranzig. Die Reaktion mit Sauerstoff nennen Chemiker Oxidation. Denn das alte griechische Wort für Sauerstoff heißt Oxygenum, wobei die Vorsilbe „oxy"

scharf, spitz oder sauer bedeutet. Die Radikalfänger nennt man deshalb auch Antioxidantien.

Auch die körpereigenen Fette werden durch Sauerstoffradikale angegriffen. Aber damit sind nicht nur die Fettpölsterchen gemeint. Jede Körperzelle ist von einer Membran umgeben, die sich unter anderem auch aus Fettverbindungen zusammensetzt.

Normalerweise besteht ein Gleichgewicht zwischen den freien Radikalen und den Antioxidantien. Ist dieses gestört, können Krankheiten entstehen. Mittlerweile werden viele verschiedene Erkrankungen mit den radikalen Sauerstoffmolekülen in Verbindung gebracht und Arteriosklerose, Alzheimer, Krebs oder der Katarakt, außerdem scheint das Altern in engem Zusammenhang mit den Freien Radikalen zu stehen. Die Zellen sind täglich mehreren Tausenden solcher Angriffe durch Sauerstoffradikale ausgesetzt. Hinzu kommen noch Radikale aus Umweltgiften, Zigarettenrauch, Strahlung, selbst Stress soll die Bildung von Radikalen im Körper provozieren. Aber die Zelle wehrt sich auch gegen die Attacken. Sie fängt die Radikale mit den Radikalfängern ab. Seit Jahren vertreten einige Wissenschaftler die Ansicht, dass sich durch die verstärkte Zufuhr von Radikalfängern wie den genannten Vitaminen C, E und Beta-Carotin der Alterungsprozess bremsen und Erkrankungen vorbeugen ließe.

Unterstützung für die Leber

Die Leber ist das größte Stoffwechselorgan des Menschen. Fast alles, was wir essen und trinken, wird durch sie durchgeschleußt, umgearbeitet und so für den Körper verwertbar gemacht oder entgiftet. Außerdem ist die Leber die größte Drüse im menschlichen Körper. Sie produziert täglich fast einen Liter Galle, die zur Fettverdauung benötigt wird. Diese vielfältigen Aufgaben erfüllt das Organ sehr gut, wenn es nicht durch Viren oder Gifte geschädigt wird. Doch die Leber ist sensibel. Sie reagiert von allen menschlichen Organen am empfindlichsten auf schädliche Einflüsse.

Bei uns haben die Früchte der Mariendistel die größte Bedeutung in der Heilpflanzentherapie bei Lebererkrankungen. Sie bieten gleich doppelten Schutz: Ihre Wirkstoffe verändern die Leberzellen so, dass keine Giftstoffe eindringen können, zudem verbessern sie die Regenerationsfähigkeit des Organs, indem sie die Neubildung der Leberzellen anregen.

Mariendistepräparate helfen deshalb sowohl vorbeugend als auch im akuten Stadium eines Leberschadens.

Auch die Artischocke und Ingwer unterstützen die Leber. An gezüchteten Leberzellen konnte in Laborexperimenten gezeigt werden, dass die Scharfstoffe beider Heilpfanzen die Zellen vor der zerstörenden Wirkung eines giftigen Lösungsmittels schützen konnten. Beim Ingwer wurde auch die Schutzwirkung der einzelnen Inhaltsstoffe untersucht. Dabei zeigte sich, dass die Gingerole noch wirksamer sind als die Shogaole. Die Forschungen zu dieser These stecken jedoch noch im Anfangsstadium.

Macht Ingwer schlank?

In jüngster Zeit werden Tabletten mit Ingwerpulver und Ananas als Schlankheitsmittel angeboten. Für den Effekt sollen die Bitterstoffe des Ingwers und die eiweißabbauenden Enzyme der Ananas verantwortlich sein. Lassen Sie sich keinen Bären aufbinden. Ingwer wirkt tendenziell leicht appetitanregend, hätte also eher den gegenteiligen Effekt. Durch die Kombination von Ingwer und Ananas wird die Nahrung sicherlich leichter verdaut. Das Gewicht wird dadurch aber leider nicht weniger. Zumindest dann nicht, wenn Sie nicht gleichzeitig deutlich weniger Kalorien, vor allem in Form von Fett zu sich nehmen. Wer das beherzigt, nimmt mit und ohne Ingwer ab.

Roh oder gekocht?

Wie muss man Ingwer nun zubereiten, um am meisten von seinen gesunden Inhaltsstoffen zu profitieren? Eine einheitliche Regel gibt es hierfür nicht, denn verschiedene Inhaltsstoffe haben verschiedene Wirkungen. Beim Kochen verflüchtigen sich die ätherischen Öle, die Enzyme werden zerstört und Gingerol wird teilweise abgebaut. Dadurch gehen zwar viele bioaktive Substanzen verloren, dafür entstehen aber wieder andere wie Shogaol, die auch wirksam sind.

Um sich alle Inhaltsstoffe des Ingwers zunutze zu machen, ist es sinnvoll, den Ingwer roh und gekocht zuzuführen.

Beim Kochen muss dabei aber auf einen möglichst schonenden Umgang mit der Knolle geachtet werden, da mit der Zeit alle wirksamen Bestandteile zerstört werden.

Auch von industriell verarbeitetem Ingwer wie in Gingerale oder Ingwerstäbchen ist keine gesundheitsfördernde Wirkung mehr zu erwarten.

Nebenwirkungen von Ingwer

In den üblichen Dosierungen ist Ingwer ein sicheres Heilmittel. Von Nebenwirkungen wird kaum berichtet. Nur in seltenen Fällen tritt eine Allergie gegen bestimmte Inhaltsstoffe auf. Bei sehr großen Mengen, die direkt vor dem Schlafengehen eingenommen werden, kann Ingwer in Einzelfällen das Träumen beeinträchtigen.

Äußerlich zur Massage angewandt, können Ingweröle oder Ingwerextrakt bei sehr hautempfindlichen Menschen zu Hautreizungen führen. Dafür sind hauptsächlich die Scharfstoffe Gingerol und Shogaol verantwortlich, die die Haut leicht reizen und die Durchblutung fördern, was ja manchmal auch erwünscht ist. Das Öl sollte nicht in konzentrierter Form auf die Haut aufgetragen werden. Wird das ätherische Öl etwa 1:10 mit pflanzlichen Ölen wie Jojobaöl verdünnt, ist nicht mehr mit Hautreaktionen zu rechnen.

Da Ingwer den Gallenfluss anregt, sollten Patienten mit Gallensteinen vor der Einnahme von Ingwer unbedingt mit ihrem Arzt darüber sprechen.

Es liegen bisher auch noch nicht genügend Untersuchungen über die Wirkung bei schwangeren Frauen vor. Hier ist vor der Einnahme ebenfalls unbedingt eine Rücksprache mit dem Arzt erforderlich.

Patienten, die Medikamente gegen die Verklumpung der Blutplättchen einnehmen wie Acetylsalicylsäure (ASS®, Aspirin®) oder Phenprocoumon (Marcumar®), sollten ihren Arzt um Rat befragen, bevor sie Ingwer in größeren Mengen (mehr als 1 g Pulver) einnehmen. Bei keinem der drei angeführten Fälle gibt es Bedenken, wenn Ingwer als Gewürz in den üblichen Mengen verwendet wird.

Andere Länder, andere Sitten

Das gilt auch für die medizinische Anwendung von Ingwer. Die Heilpflanze ist in den Arzneibüchern der ganzen Welt verzeichnet. In Deutschland genauso wie in der Schweiz, Belgien, Portugal, aber auch in Japan, China, Indien, Ägypten und Mexiko. Doch nicht überall wird er gegen die gleichen Beschwerden eingesetzt. Jedes Land hat seine eigene Tradition des Gebrauchs von Heilkräutern.

Ingwer in der ayurvedischen Medizin

Die ayurvedische und tibetanische Medizin verwendet Ingwer gegen verschiedene neurologische Beschwerden wie Kopfschmerzen, Epilepsie, Schmerzen und rheumatische Erkrankungen. Als Arzneimittel wird meist der getrocknete Ingwer eingesetzt und auf verschiedene Weise zubereitet.

Heiße Ingwerpaste wird zum Beispiel innerlich und äußerlich gegen Schmerzen verwendet. Bei Ohnmachtsanfällen wird das Ingwerpulver auch geschnupft. Gegen Herzschwäche wird der frisch ausgepresste Ingwersaft eingenommen. Wie bei uns gilt der Ingwer auch im Ayurveda als Mittel für eine bessere Verdauung, zum Appetitanregen, gegen Völlegefühl, Übelkeit und Erbrechen. Er wird bei Erkältungen, gegen Husten, zur Reinigung des Blutes und der Muttermilch sowie bei Impotenz eingesetzt. Doch um zu verstehen, wie der Ingwer im Ayurveda genutzt wird, müssen hier kurz die Grundthesen dieser Heillehre erklärt werden. Ayurveda bedeutet das Wissen vom Leben. Und das Leben sieht die ayurvedische Medizin als ein Zusammenspiel von Körper, Geist und Seele an. Es geht nicht ausschließlich darum,

Krankheiten zu heilen, sondern es gilt vor allem, so zu leben, dass man gesund bleibt. Der Mensch ist dann gesund, wenn Körper, Geist und Seele in Harmonie sind. Dazu gehören auch die richtige Ernährung, Bewegung und Meditation. Das bedeutet für uns, dass man nicht einzelne Heilmittel der ayurvedischen Medizin herauspicken und sie in unsere westliche Medizin übertragen kann. Denn Ayurveda verwendet die Heilkräuter anders als unsere westliche Heilpflanzentherapie. Sie haben die Aufgabe, den Körper in ein Gleichgewicht zu bringen, indem sie die biologischen Kräfte, die auf den Körper einwirken, steigern oder senken.

Ingwer in der chinesischen Medizin

Das chinesische Arzneibuch nennt verschiedene Zubereitungen des Ingwers. Wird der Ingwer lediglich gereinigt, in Scheiben geschnitten und dann getrocknet, heißt er ganjiang.

Ganjiang hilft bei Kältegefühl und Schmerzen in der Magengrube sowie Schmerzen im Unterleib, bei Erbrechen, Durchfällen und gegen Husten.

Werden die getrockneten Scheiben so lange geröstet, bis sie sich aufblähen und die Oberfläche eine dunkelbraune Farbe bekommt, hilft er gegen starke Blutungen bei der Menstruation und stillt Nasenbluten, wirkt aber auch gegen Unterleibsschmerzen, bei Erbrechen und Durchfall.

Ingwer in der islamischen Medizin

Auch die islamische Medizin unterscheidet zwischen verschiedenen Zubereitungen von Ingwer. Das hat einen vernünftigen Grund, da verschiedene Inhaltsstoffe bei frischer und getrockneter Ware dominieren. Den frischen Wurzelstock nimmt der Patient bei Erbrechen, Husten, Blähungen oder Fieber ein. Die getrocknete Form hilft gegen Bauchschmerzen, Durchfall und Hexenschuss.

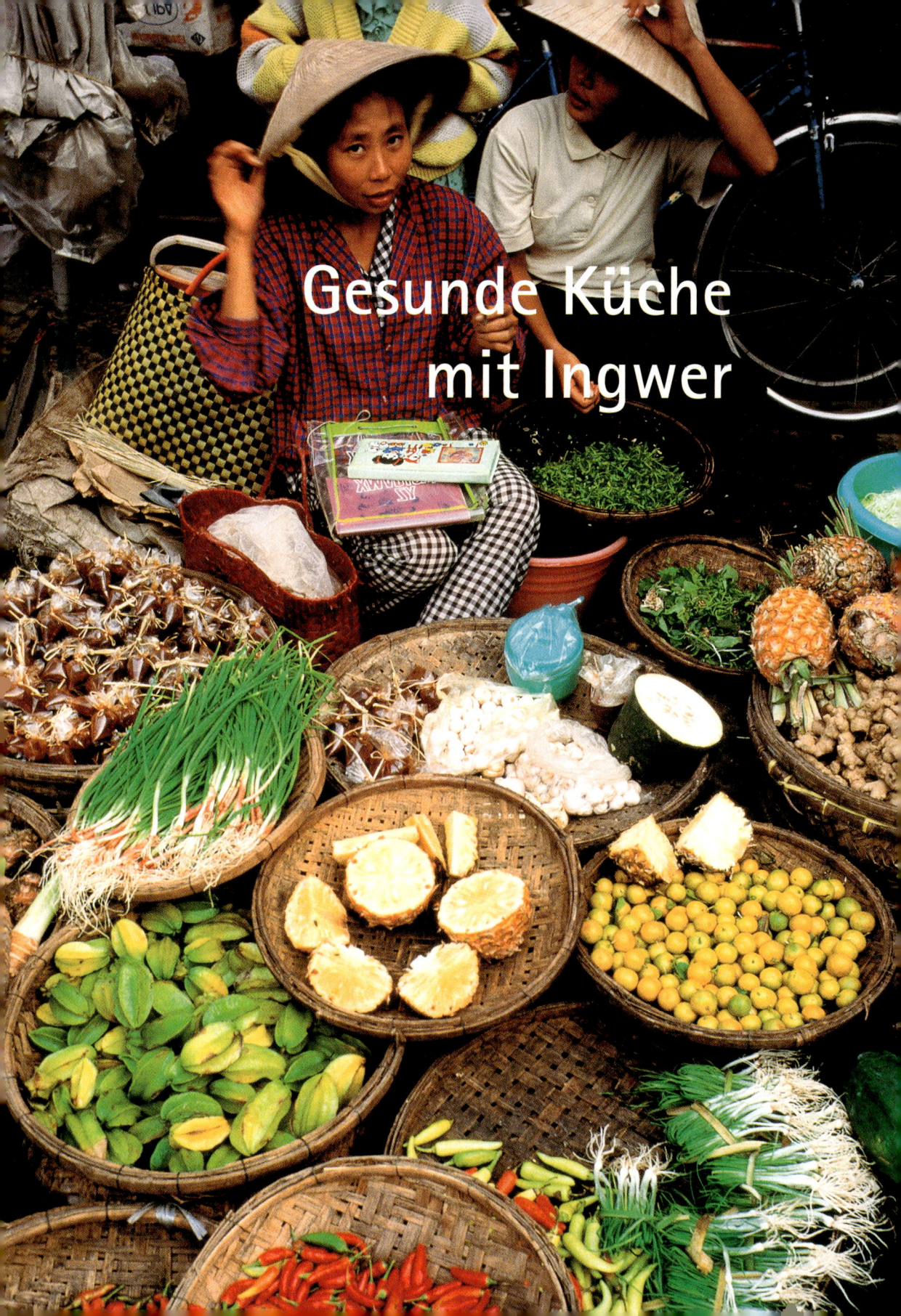

Gesunde Küche
mit Ingwer

Frohen Herzens genießen

Gesunde Küche hat Hochkonjunktur. Seit erkannt wurde, dass Essen und Trinken nicht nur Leib und Seele zusammenhält, sondern auch krank machen kann, ist man auf der Suche nach der idealen Ernährungsweise.

Essen soll nicht nur keine Krankheiten hervorrufen, sondern sie auch noch verhindern helfen. Dazu finden sich in den Regalen der Buchhandlungen zahlreiche Kochbücher, Diätführer und Gesundheitsfibeln. Sie alle geben Hinweise darauf, was gesund ist und was nicht. Dabei ist der Weisheit letzter Schluss noch nicht gefunden. Wie die jeweilige Rocklänge scheint auch das Ernährungsideal von der Mode bestimmt.

Aus dem zunächst noch übersichtlichen Ratgeberangebot ist ein Informationsdschungel geworden, in dessen Unterholz man auf ebenso vernünftige wie absurde Vorschläge trifft. Welche Ernährungsweise die richtige ist, darüber streiten sich vor allem die um ihre Existenzberechtigung ringenden Experten. Der Verbraucher hingegen steht vor dem Problem, unter all den guten Ratschlägen die für ihn besten zu finden. Wie kann er erkennen, welche das sind? Ein paar Anhaltspunkte machen die Orientierung leichter. Oft genügen einige Fragen: Wie strikt ist eine Ernährungsphilosophie? Wie humorlos, wie genussfeindlich, wie radikal? Wie angsteinflößend, wie beunruhigend? Wie wahrscheinlich ist es, die Anweisungen für mehr als nur ein paar Tage befolgen zu können? Auf welche Lebensmittel soll man künftig verzichten und warum? Wie viele der geächteten Lebensmittel gehören zum Kernstück der bisherigen Ernährung? Wie unglücklich würde man sein, wenn man ohne einen wirklich einleuchtenden Grund plötzlich auf sie verzichten müsste?

Wer seine Ernährung umstellen will, hat es schwer. Vieles, was man gerne isst, gehört nach einer solchen Umstellung nicht mehr auf die Liste der erlaubten Lebensmittel.

Den Aposteln der „richtigen" Ernährung genügt der Verzicht auf die gute alte Currywurst oder den Schokoriegel für den kleinen Hunger zwischendurch bei weitem nicht. Diese Kalorien könnte man ja mühelos mit ein- bis zweimal Schummeln im Jahr weglassen und an den anderen Tagen wären sie sicher entbehrlich.

Aber ein saftiger Schweinebraten mit Knödeln und püriertem Wirsing zum Beispiel, oder zarte Lammkoteletts mit grünen Bohnen und Bratkartroffeln, dazu ein Glas Rotwein – besser zwei oder so viel man will – und zum Frühstück knusprige Kaisersemmeln aus weißem Mehl, dick mit guter Butter bestrichen, dazu Rührei mit Schinken,

heißer Kaffee, Sahne und Zucker, so viel man will ... kann das denn so schlimm sein?

Ob ja oder nein: Viele Ernährungsratgeber erteilen Konsumverbote, die ein lebensfroher Mensch vielleicht eine Weile, aber nicht auf Dauer durchhält – kein Fleisch, kein Fett, kein Zucker, kein Alkohol, kein Kaffee, kein schwarzer Tee, kein Weißmehl.

Warmes Wasser, gedünstetes Gemüse, Reis, Vollkornbrot und Rohkost befriedigen jedoch nicht alle Temperamente, und eines Tages schleichen sich die Delinquenten verstohlen in die nächste Metzgerei, um endlich einmal wieder etwas „Richtiges" zwischen die Zähne zu kriegen. Oder sie gehen heimlich zu ihrem Lieblingskonditor und bestellen sich das Stück Erdbeerkuchen mit Schlagsahne, von dem sie seit drei Tagen geträumt haben.

Was nutzen Ernährungsregeln, wenn sie immer wieder verletzt werden? Sie erzeugen eine dauernde Gewissensnot, man fühlt sich als Versager und Weichling, überschüttet sich mit Vorwürfen, zerrüttet das Selbstwertgefühl. Das kann doch gar nicht gesund sein.

Die meisten Ernährungsvorschriften vermiesen einem jedes noch so unschuldige Vergnügen.

Die Angst vor den Folgen der Genusssucht erstickt jede Lebensfreude. Solange man gesund ist und kein Übergewicht hat, gibt es eigentlich gar keinen Grund, besondere Ernährungsregeln aufzustellen. Warum soll man sich das Leben schwerer machen, als es ohnehin schon ist?

Selbst wer eine der großen amerikanischen Fast-food-Ketten zum Zweitwohnsitz erkoren hat, wird davon nicht gleich sterben, aber er sollte vielleicht seinen Horizont erweitern, denn irgendwo da draußen wartet das Schlaraffenland auf ihn. Auch wenn aus gesundheitlichen Gründen Schonkost oder Diät erforderlich sind, braucht man auf ein schmackhaftes, gutes Essen nicht zu verzichten.

Essen ohne Reue

Der beste Weg, sich gesund zu ernähren, ist, den eigenen Geschmack zu kultivieren, auf Qualität zu achten und Feinschmecker zu werden.

Wären alle Menschen Feinschmecker, gäbe es keine wässrigen, nach Moder schmeckenden Äpfel aus Übersee und im Februar keine Erdbeeren, die wie gemalt aussehen, aber nach nichts schmecken. Solche Lebensmittel braucht man Feinschmeckern nicht vorzusetzen. Sie wissen, zu welcher Jahreszeit welches Obst und Gemüse am besten ist und richten sich beim Einkauf danach.

Auch Feinschmecker denken an ihre Gesundheit und wollen deshalb keine Anti-

73

biotika im Hähnchen, keine Hormone im Kalb und wenn es nach ihnen ginge, würden die Kühe dieser Welt friedlich auf einer Wiese grasen, statt BSE-verseuchtes Tiermehl zu fressen.

Feinschmecker kaufen lieber Fleisch aus artgerechter Haltung. Und weil das mehr kostet und auch nicht in rauen Mengen erhältlich ist, steht es eben nur an wenigen Tagen im Monat auf der Speisekarte. Den Rest der Zeit gibt es Gemüse, Reis und Teigwaren, die Feinschmecker genauso raffiniert zubereiten wie ihre opulenten Fleischgerichte.

Feinschmecker essen das, worauf sie Appetit haben, und bleiben trotzdem gesund. Sie sind für ihren Geschmack schlank und fit genug, haben allerdings kein Talent zur Bohnenstange. Dafür sind sie meistens guter Dinge. Sie lieben die schönen Dinge des Lebens und freuen sich daran. Das stärkt das Immunsystem und schlägt so manchen Krankheitserreger aus dem Feld.

Statt Verbote zu befolgen und Verzicht zu üben, lernen Feinschmecker, sich etwas Gutes zu kochen und einen sicheren Geschmack zu entwickeln. Sie vertrauen ihren Gelüsten, schränken sie auch mal eine Weile ein, um ihnen dann umso freudiger wieder nachzugeben. Feinschmecker werden sich niemals ungezügelter Schlemmerei hingeben. Sie wissen: Freiheit braucht Grenzen. Aber diese Grenzen setzen sie sich selbst und kein anderer, der es angeblich besser weiß. Pauschalrezepte für das richtige Leben sind heute an jeder Ecke zu haben. Feinschmecker machen sich jedoch die Mühe, selbst zu erarbeiten, was ihnen gut tut und was nicht. Sie achten auf persönliche Vorlieben und Unverträglichkeiten: Salami am liebsten mit Gurke, Erdbeeren immer mit Schlagsahne, Brot nur, wenn es mindestens einen Tag alt ist – die Reihe ließe sich endlos fortsetzen.

Eine innere Stimme sagt dem Feinschmecker, was er essen soll und was nicht. Es hat lange gedauert, sie zum

Sprechen zu bringen, und natürlich hat er in vielen Ratgebern, Kochbüchern und Gesundheitsfibeln gestöbert, um sich aus allen das für ihn Beste herauszuholen.

Aber er hat eines immer im Auge: die Lust am Essen und das Interesse an seiner Zubereitung. Selbst ernannte Ernährungsexperten, die Verzicht predigen, ohne auf den Geschmack zu achten, und die offensichtlich nichts vom Kochen verstehen, sind ihm ein Gräuel. Feinschmecker sind Meister der Improvisation. Sie können am Donnerstag aus den Resten des Wochenendeinkaufs ein Festmahl zaubern. Nur Dumme behaupten, dass ein Feinschmecker reich sein muss. Manchmal kaufen Feinschmecker teure Weine und edle Fleischsorten, aber an anderen Tagen bereiten sie aus zwei Knoblauchzehen, einer Chilischote, Olivenöl und Spagetti eine wunderbare und dabei so preiswerte Mahlzeit.

Feinschmecker geben in vielen Bereichen sogar weniger Geld für Essen aus als andere Menschen, da sie viele Lebensmittel niemals essen würden und sie von vornherein im Regal stehen lassen.

Gourmet–Gewürz Ingwer

Die meisten Feinschmecker kochen mit Ingwer. Wo Ingwer ist, sind auch seine Verwandten nicht weit: Kardamom, Kurkuma und Galgant. Und wie alle Verwandten haben sie einen riesigen Freundeskreis: Anis, Fenchel, Kreuzkümmel, Koriander, Muskatnuss und Zimt, um nur einige zu nennen. Sie versammeln sich an so manchem Abend in der Küche und feiern im Kochtopf eine letzte Party. Ingwer ist ein mächtiges

Gewürz. Er hilft seiner Umgebung, ihre besten Seiten zu entfalten. Fleisch wird butterzart, Geflügel bleibt saftig, Gemüse entwickelt Temperament und Fisch wächst über sich selbst hinaus. Kochen mit Ingwer ist ganz einfach und gelingt immer.

Auch Vegetarier freunden sich gelegentlich mit ihm an. Wozu all die faden Gemüsegerichte hinunterwürgen, solange es asiatische Kochrezepte gibt? Es ist vor allem ein Verdienst der indischen Köche, eine wirklich schmackhafte vegetarische Küche komponiert zu haben. Sie wäre ohne den Ingwer nichts. Ingwer ist vielseitig. Wer einmal mit Ingwer gekocht hat, wird bald anfangen, Experimente zu machen und sich seine persönlichen Lieblingsrezepte zusammenzustellen. Dieses Buch liefert nur einige Vorschläge, legt den Grundstein zu einer langen, andauernden Freundschaft.

Ingwer ist eine Heilpflanze, Ingwer ist ein Gewürz. Das hat einen Vorteil: Ingwer braucht nicht wie eine Medizin „verabreicht" und „eingenommen" zu werden, sondern entfaltet seine Heilwirkungen im Kochtopf.

Auch schwierigen Gästen kann man ein Ingwergericht vorsetzen. Der Tante, die wegen einer Lebererkrankung kein gebratenes Fleisch essen darf, oder dem Onkel, der Bluthochdruck hat und nur salzarme Kost bekommt. Nur Kinder essen nicht gerne Scharfes, sie bleiben bei Pommes mit Ketschup, bis sie erwachsen sind.

Getrocknet oder frisch?

Wer mit Ingwer kocht, sollte nur frische oder getrocknete Teilstücke kaufen. Wird in einem Kochrezept Ingwerpulver zum Würzen eingesetzt, sollte man es kurz vor Verwendung mit einer Muskatreibe vom getrockneten ganzen Stück herunterreiben.

Ingwerpulver als Handelsware spielt in diesem Buch keine Rolle, da es gegenüber der festen Form nur Nachteile hat. Das gemahlene Gewürz verliert schnell an Geschmack und Aroma, während in den unbeschädigten Pflanzenteilen eines Ingwerstücks die ätherischen Öle und die Würzkraft sorgfältig eingeschlossen bleiben.

Getrockneter Ingwer schmeckt anders als frischer. Die getrocknete Knolle hat mehr Gewürzcharakter, ist säuerlicher und vor allem schärfer. Frischer Ingwer dagegen ist milder, sein Geschmack subtiler und irgendwie gemüsiger. Für beide Sorten gilt: Je länger der Ingwer mitkocht, umso schärfer wird das Essen.

Wird frischer Ingwer dem Essen erst kurz vor dem Servieren zugefügt, bleibt er ganz unauffällig, weil sich seine Schärfe gar nicht erst entwickelt. Man kann Brei aus frischem Ingwer sogar ins Müsli geben. Den sollte man aber besonders fein reiben, denn der Biss in ein rohes Ingwerstück ist kulinarisch gesehen absolut entbehrlich.

Wann getrockneter und wann frischer Ingwer verwendet wird, entscheiden das Rezept und sein Koch. Es gibt viele gute Gründe, immer frischen Ingwer zu verwenden, aber manchmal sehnt man sich nach der beißenden Schärfe der getrockneten Knolle.

Richtig einkaufen

Wer getrocknete Ingwerstücke kauft, muss nichts beachten. Sie sind immer geschält, gekalkt und gebleicht. Man bekommt sie in jedem Gewürzgeschäft, bei jedem asiatischen Lebensmittelhändler und in jeder Apotheke.

Frischen Ingwer führen heute fast alle Supermärkte und Gemüsehändler, wobei es regionale Unterschiede gibt. Frischer Ingwer sollte möglichst saftig und faserfrei sein, die Haut glatt, hellbraun und matt glänzend. Die meisten Ingwersorten entsprechen heute diesem Qualitätsstandard, abgesehen von einigen afrikanischen Sorten mit dunkelbrauner Haut, die sehr scharf sind.

Wie aromatisch, wie frisch oder wie scharf der Ingwer ist, hängt nicht so sehr mit seinem Herkunftsland zusammen. Entscheidend für seine Qualität ist der Zeitpunkt, zu dem er geerntet wurde. Je später die Ernte, desto schärfer, aber auch fasriger der Wurzelstock. Ingwer wird überall im Tropengürtel mit Beginn der Monsunzeit gepflanzt. So wächst er in ständig feuchter Erde heran. Nach etwa sechs Monaten beginnt die Ernte. Die frühe Ernte bringt eine milde, saftige, faserfreie Pflanze hervor, die weich ist und zitronig schmeckt. Die ganz jungen Triebe werden auch grüner Ingwer genannt.

Ingwer in der Küche

Es kann nie schaden, Ingwer im Haus zu haben, und es ist kein Problem, ihn zu lagern. Meistens kauft man ohnehin mehr Ingwer, als an einem Tag benötigt wird. Bietet der Händler eine besonders frische, faserfreie und saftige Partie an, sollte man ruhig zugreifen und einen kleinen Vorrat anlegen.

Frischer Ingwer hält sich im Kühlschrank etwa drei Wochen. In Frischhaltefolie fängt er bald an zu schimmeln. Wenn man ihn nicht verpackt, trocknet er aus und wird schnell alt.

Am besten ist es, das ganze Stück ungeschält einzufrieren. Es lässt sich jederzeit verwenden, man sollte aber nicht warten, bis er aufgetaut ist. Beim Reiben der gefrorenen Stücke entstehen hauchzarte Ingwerflöckchen, die wie Schnee in den Kochtopf oder aufs Küchenbrett rieseln. Gefrorener Ingwer lässt sich leicht zerteilen und schälen.

Wer kein Gefrierfach hat, kann den Ingwer auch in Sand stecken und ab und zu gießen, bei Bedarf ausgraben und die gewünschte Menge abschneiden.

Geschälte, ganze Ingwerstücke kann man in Madeira, Sherry oder Branntwein einlegen und einige Monate im Kühlschrank aufbewahren. Der Alkohol löst ein paar Inhaltsstoffe heraus, sodass er den Geschmack des Ingwers annimmt. Umgekehrt nimmt auch der Ingwer den Alkoholgeschmack an. So entstehen zwei neue Würzmittel, die den Feinschmecker entzücken dürften. Hier noch einige Hinweise zum Umgang mit Ingwer:

■ Frischer Ingwer wird – je nach Rezept – mit dem Messer fein geschnitten, geraspelt oder gerieben. Die in den Zutatenlisten der Rezepte genannten Mengenangaben (Teelöffel, Esslöffel) beziehen sich jeweils auf den bereits verarbeiteten Ingwer (geschnitten, geraspelt, gerieben). Küchenreiben gibt es mit verschiedenen Lochgrößen, am besten eignen sich kleine Handreiben, die leicht zu reinigen sind. Für getrockneten Ingwer verwendet man eine Muskatreibe.

■ In den Rezepten werden in der Regel keine gemahlenen abgepackten Gewürze verwendet. Das gilt auch für den Ingwer. Wenn von getrocknetem Ingwer die Rede ist, dann sind immer ganze Stücke gemeint. Sie sind in asiatischen Lebensmittelgeschäften oder beim Gewürzhändler erhältlich. Auch jeder Apotheker kann sie bestellen und innerhalb kurzer Zeit auf Lager haben. Die getrockneten Stücke sind kleiner als frische Ingwerknollen, geschält und gekalkt.

■ Kaufen Sie sich eine elektrische Gewürzmühle. Mahlen Sie die im Rezept angegebenen Mengen erst bei Gebrauch. Gemahlene Gewürze verlieren schnell an Geschmack und Aroma, während ungemahlene Gewürze viele Jahre haltbar sind, ohne ihre Würzkraft zu verlieren. Ätherische Öle und Scharfstoffe sind von Natur aus sorgfältig in den Pflanzenzellen eingeschlossen. Zerstört man die Zellen durch mechanische Einwirkung, entweichen diese Stoffe und werden durch den Luftsauerstoff zersetzt.

■ Einige Rezepte sehen vor, Gewürze vor Gebrauch anzurösten. Dazu brauchen Sie lediglich eine beschichtete Pfanne. Sie wird ohne Fett erhitzt, und die ungemahlenen Gewürze behutsam darin geröstet, bis sie zu duften anfangen. Sie dürfen auf keinen Fall zu heiß werden, sonst verlieren sie ihr Aroma. Nach dem Rösten sollte alles ein wenig abkühlen und erst dann gemahlen werden.

■ Im Gefrierschrank können Sie ohne Qualitätsverlust selbst gemachte Würzpasten und Fonds, gehackte frische Kräuter und selbstverständlich Ingwer aufheben und brauchen nicht jedesmal alles frisch zu kaufen oder zuzubereiten.

■ Auch dem runzligsten Stück Ingwer, zu dessen Erwerb Sie vielleicht ein Notkauf gezwungen hat, ist noch etwas zu entlocken, wenn Sie ihn nach dem Schälen ganz fein reiben. Die Fasern trennen sich dabei ab und lassen sich gut entfernen.

Exkurs: Gewürze aus der Apotheke

Wer auf dem Land wohnt, macht es sich oft unnötig schwer, exotische Gewürze einzukaufen. Da nur wenige asiatische Lebensmittelhändler bis in ländliche Gefilde vordringen, fahren Feinschmecker häufig lange Wege in die nächste Stadt, um das Gewünschte zu beschaffen. Es gibt jedoch einen Vertriebsweg, der diese Fahrten überflüssig machen würde: die Dorfapotheke. Dort hat jeder Gewürzliebhaber eine Anlaufstelle für seine ausgefallenen Wünsche. Der Apotheker kann über den Großhandel alle Gewürze in hervorragender Qualität besorgen und das in wenigen Stunden, spätestens aber bis zum nächsten Tag.

Leider haben die deutschen Landapotheker ihre Chancen noch nicht erkannt. Nur wenige ihrer Kunden wissen, dass Gewürze über die Apotheke erhältlich sind. Würden die Apotheker diesen Service gezielt anbieten, lägen die auf dem Land lebenden Feinschmecker ihnen zu Füßen. Und gegen Apothekenpreise hätten sie auch nichts einzuwenden. Denn erstens sind sie ohnehin bereit, für mehr Qualität mehr Geld auszugeben, und zweitens würden sie es sich etwas kosten lassen, wenn sie ihre kostbare Zeit nicht mit unnötigen Einkaufsfahrten vergeuden müssten.

Scharf und süß: das Prinzip der Ingwerküche

Die Schärfe wird dem Ingwer erst durch das Kochen oder Braten entlockt. Diese Schärfe jedoch braucht einen Kontrapunkt, der sie ergänzt und mäßigt. Dieser Kontrapunkt ist die Süße. Sie sorgt für Harmonie im Kochtopf, wie man an fast allen asiatischen Gerichten sehen kann. Ob in China, Thailand, Indonesien oder Indien: überall spielt süß eine Hauptrolle. Zur bekannten Kombination süß/sauer gesellt sich damit das Geschmackspaar süß/scharf als Merkmal exotischer Gerichte.

Zucker, Honig, Rosinen, süße Chutneys und Mandelmehl sind die wichtigsten Süßmittel für alle Ingwergerichte. Selbstverständlich kann man auch Süßstoff verwenden.

In der thailändischen Küche wird der Palmzucker bevorzugt, da er nicht nur süßt, sondern auch ein eigenes Aroma hat.

Je nach Zutat verändert sich der Charakter der Süße: Zucker und Honig verteilen sich gleichmäßig auf die ganze Speise, während in der Rosine die Süße eingeschlossen bleibt, bis sie zerkaut wird. Das Mandelmehl besänftigt die Schärfe gleich in doppelter Weise, da es nicht nur süß, sondern auch fett ist.

Fett stiftet Frieden

Viele Ingwergerichte enthalten auch noch Chilipulver oder -schoten. So viel Schärfe braucht neben der Süße oft noch ein drittes Element, um gebändigt zu werden, eine Art „Friedensrichter", der dem Chili Manieren beibringt.

Mit Wasser verdünnen würde nichts nützen, denn die Scharfstoffe der Chilischote sind nicht wasserlöslich. Darum hilft auch ein kühles Bier nichts gegen den Brand, den sie im

Rachen entfachen. Ein Löffel Jogurt jedoch löscht ihn sofort, da Jogurt Fett enthält. Fett neutralisiert Scharfstoffe. Jogurt, Kokossahne, Mandelmehl, Butter oder Butterfett tragen deshalb zur Ausgewogenheit vieler Ingwergerichte entscheidend bei.

Auf der richtigen Balance zwischen Schärfe, Süße und Fett beruhen alle asiatischen Gerichte. Diese Grundlage wird durch andere Gewürze ergänzt. Die gebräuchlichsten sind Kurkuma, Kardamom und Galgant, die alle zur Ingwerfamilie gehören, sowie Nelken, Kreuzkümmel, Sternanis, Fenchel, Koriander und Zimt.

Salz ist in den meisten asiatischen Gerichten nahezu entbehrlich – anders als in der deutschen, italienischen oder französischen Küche, deren Kreationen auf Pfeffer und Salz angewiesen sind.

Sie schmecken fad und leer, wenn sie zu wenig davon enthalten. Diese Erfahrung macht jeder, der aus gesundheitlichen Gründen auf eine natriumarme Diät umsteigen muss.

Asiatische Gerichte mit ihrer Geschmacksfülle sind deshalb eine Offenbarung für alle, die sich aus gesundheitlichen Gründen salzarm ernähren müssen. Auch Menschen, die möglichst nichts Gebratenes essen sollen, sind gut aufgehoben, denn in vielen Rezepten der asiatischen Küche wird das Fleisch nur gedünstet oder gekocht.

■ Unser Tipp

In asiatischen Gerichten stört schon eine sonst durchaus übliche Salzmenge die empfindliche Balance zwischen den Zutaten. Salzen sollte man sie darum immer erst zum Schluss und das äußerst vorsichtig.

Gesunde Ingwerrezepte für Feinschmecker

Ingwer am Morgen ...

Ingwerfreunde beginnen so manchen Tag mit Ingwer. Ein frisch gekochter Brei aus Kanoa, Äpfeln, Ingwer und Milch ist genau das Richtige für einen Magen, der morgens keine Lust auf Brot oder Brötchen hat.

Kanoa stammt aus Südamerika. Es gehört neben Hirse und Hafer zu den wenigen basischen Getreidesorten und ist daher dem übersäuerten Magen ein freundlicher Helfer. Auch nach Magenerkrankungen ist Kanoa die ideale und dazu überaus delikate Schonkost.

Kanoa regt wie alle Ballaststoffe die Verdauung an. Sein zarter, nussartiger Geschmack bringt im Vergleich zur deftigen Hirse und dem guten alten Haferschleim auch kulinarisch gesehen klare Pluspunkte.

Frischkornbrei mit Kanoa und Ingwer

Zutaten für eine Portion

- 120 g Kanoa
- 125 ml Wasser
- 1 Msp. Jodsalz
- 1 Apfel
- 1 TL frischer Ingwer
- 200 ml Milch
- Honig oder Süßstoff nach Belieben

1. Kanoa waschen und in Wasser und Salz erhitzen, 5 Minuten köcheln und anschließend mindestens 10 Minuten ziehen lassen. Die Körner werden weich und glasig.
2. In der Zwischenzeit den Apfel schälen und grob raspeln, Ingwer schälen und fein reiben.
3. Die Milch hinzugeben, das Ganze nochmals erhitzen, Apfel und Ingwer unterheben. Nach Bedarf süßen und warm essen.

Variation

Sie können bei diesem Rezept statt des frischen auch getrockneten Ingwer verwenden, allerdings höchstens die Hälfte der angegebenen Menge. Mit getrocknetem Ingwer wird der Brei schärfer und säuerlicher.

Unser Tipp

Frischer Ingwer passt auch in Müsli und Obstsalat. Reiben Sie ihn ganz fein. Rohe Ingwerstückchen sind nicht gerade ein Hochgenuss und überdecken den Geschmack der anderen Zutaten.

Wenn Sie nicht extra eine Flasche flüssigen Süßstoff kaufen wollen oder Schwierigkeiten mit der Dosierung haben, verwenden Sie zum Süßen kalter Speisen und Getränke Süßstofftabletten. Lösen Sie die gewünschte Anzahl einfach in etwas kochendem Wasser auf.

Volldampf voraus

Wer einen niedrigen Blutdruck hat, kommt morgens schlecht auf Trab. Auch nach einem ausgiebigen und gemütlichen Frühstück würde man sich am liebsten gleich wieder hinlegen. Hier lohnt es sich, die Gewohnheiten zu ändern und den Tag anders, aber ebenso genüsslich zu beginnen.

Menschen mit morgendlichen Startschwierigkeiten sollten ihren Kaffee liegend und noch vor dem Aufstehen trinken. So erreicht der mit Hilfe des Koffeins gesteigerte Blutdruck gleichmäßig den Körper. Besonders angenehm ist es, wenn der Kaffee gebracht wird. Man kann ihn sich aber auch am Vorabend fertig zubereitet in einer guten Thermoskanne neben das Bett stellen.

Zum Kaffee im Bett gehören zwei bis drei Stückchen zart schmelzende, herbe Schokolade, die der heiße Kaffee auf der Zunge zergehen lässt. Er ist mit einer Messerspitze Ingwer gewürzt, der zusätzlich die Herztätigkeit anregt und das Blut schneller fließen lässt.

Heißer Milchkaffee mit Honig und Ingwer

Zutaten für eine Portion

Etwa 200 ml Kaffee
etwa 50 ml Milch
etwas Honig oder Süßstoff
geeiste Ingwerwurzel

1. Kaffee wie gewohnt zubereiten. Milch erhitzen, nicht kochen lassen. Mit dem Rührbessen schaumig schlagen. Der Schaum verhindert, dass sich auf der Milch Haut bildet.
2. Milch und Kaffee in eine Tasse geben, Honig oder Süßstoff nach Geschmack hinzufügen.
3. Die geeiste Ingwerwurzel aus dem Gefrierfach nehmen, Schale soweit nötig entfernen und sehr fein direkt in die Tasse reiben. Fürs Erste reicht eine Messerspitze pro Tasse Kaffee, bei Bedarf kann man die Dosis erhöhen.

■ Steht kein geeister frischer Ingwer zur Verfügung, kann man auch eine Messerspitze getrockneten Ingwer hineinreiben.

Ingwer für kalte Tage

Mit Medizin 14 Tage, ohne Medizin zwei Wochen sagt der Volksmund und meint die Dauer einer Erkältung. Die meisten erwischt es ein- bis zweimal pro Saison, manche auch häufiger, je nachdem, wie heftig der Organismus von feindlichen Viren oder Bakterien attackiert wird und wie gut das Immunsystem sich dagegen wehren kann.
Ingwer hilft sowohl beim Vorbeugen als auch beim Auskurieren einer Erkältung.
Schon am Vorabend eines beginnenden Infekts kann ein heißer Ingwertee vor dem Schlimmsten bewahren und dafür sorgen, dass die Krankheit gar nicht erst ausbricht. Bei den ersten Anzeichen (Kribbeln in der Nase, Kratzen im Hals, „Watte" im Kopf) sofort frischen Ingwer kaufen. Ingwer wärmt und bringt tüchtig ins Schwitzen. Schwitzen hilft, eine Erkältung loszuwerden. Nach der Schwitzphase wirkt Ingwer fiebersenkend.

Ingwertee

Zutaten für eine Kanne Ingwertee

1 EL frischer Ingwer
500 ml Wasser
125 ml Milch
Honig oder Süßstoff
nach Belieben

1. Den Ingwer schälen und grob raspeln. In das kalte Wasser geben, aufkochen und etwa 5 Minuten köcheln lassen.
2. Die Milch dazugeben, nach Geschmack süßen. Das Ganze nochmals aufkochen lassen.
3. Ins Bett legen, warm einpacken und den Tee so heiß wie möglich trinken.

Verbenentee mit Ingwer

Ein wohltuendes Getränk für alle Tage ist Tee aus den Blättern des Zitronenstrauches, auch Verbene genannt. Sie darf nicht mit dem Eisenkraut verwechselt werden. Geschmacklich verbindet die beiden rein gar nichts, aber sie gehören zur selben Pflanzenfamilie. Verbene kommt aus Südamerika, die Spanier brachten die Pflanze im 16. Jahrhundert nach Europa. Sie verleiht Speisen einen angenehm zitronigen Geschmack. Als Tee getrunken regt sie die Nierentätigkeit an, erfrischt und löscht den Durst. Verbene und Ingwer sind füreinander geschaffen.

Zutaten für eine Kanne Verbenentee mit Ingwer

1 ganzes Stück getrockneter Ingwer
3 Körner schwarzer Pfeffer
3 EL Verbene
500 ml Wasser
Milch, Honig oder Süßstoff nach Belieben

1. Das ganze Ingwerstück in einem Mörser zerquetschen, nicht mahlen.
2. Die Pfefferkörner zerstoßen.
3. Die Verbenenblätter und die Gewürze in eine Kanne geben und mit kochendem Wasser aufbrühen. Warm halten und etwa 10 Minuten ziehen lassen.
4. Abseihen und heiß trinken. Milch und Honig oder Süßstoff runden den Geschmack ab, der Tee schmeckt aber auch so sehr gut.

Suppe ist immer gut

Wer noch nicht einmal mehr eine Suppe essen mag, um den ist es schlecht bestellt. Die Geschichte vom Suppenkasper lehrt uns das Überleben, und dazu gehört ganz sicher ein Teller heißer Suppe. Sie sättigt, wärmt und verbreitet im ganzen Körper ein wohliges Gefühl. Mit einer Suppe im Bauch sieht die Welt schon wieder ganz anders aus.

Suppen sind vielseitig. Ob Vorspeise, Hauptmahlzeit oder Kraftspender für zwischendurch: Für jeden Anlass gibt es ein passendes Rezept. Nicht in jede Suppe gehört Ingwer, aber es gibt Suppen, die geradezu danach lechzen.

Thailändische Hühnersuppe in Kokossahne

Zutaten für vier Personen

- 250 g Hühnerbrust
- 3 EL Speisestärke
- 5 Champignons
- 2 Frühlingszwiebeln
- 2 TL Ingwer
- 2 EL Erdnussöl
- 600 ml Hühnerbrühe
- 2 cm Galgant
- 2 Stängel Zitronengras
- 1 TL thailändische Currypaste (Rezept Seite 102)
- 3 EL Fischsauce
- 3 EL Zitronensaft
- 400 ml Kokossahne
- 1 TL Jodsalz
- 1 TL schwarzer Pfeffer
- 1 Bund frisches thailändisches Basilikum

1. Die Hühnerbrust waschen und gut abtrocknen. Sehnen und Fett entfernen. Quer zu den Fasern in mundgerechte Streifen schneiden. In der Speisestärke wälzen, sodass die Stücke ringsum von einem dünnen Film bedeckt sind. Beiseite stellen.

2. Die Pilze waschen, bei älteren Exemplaren die

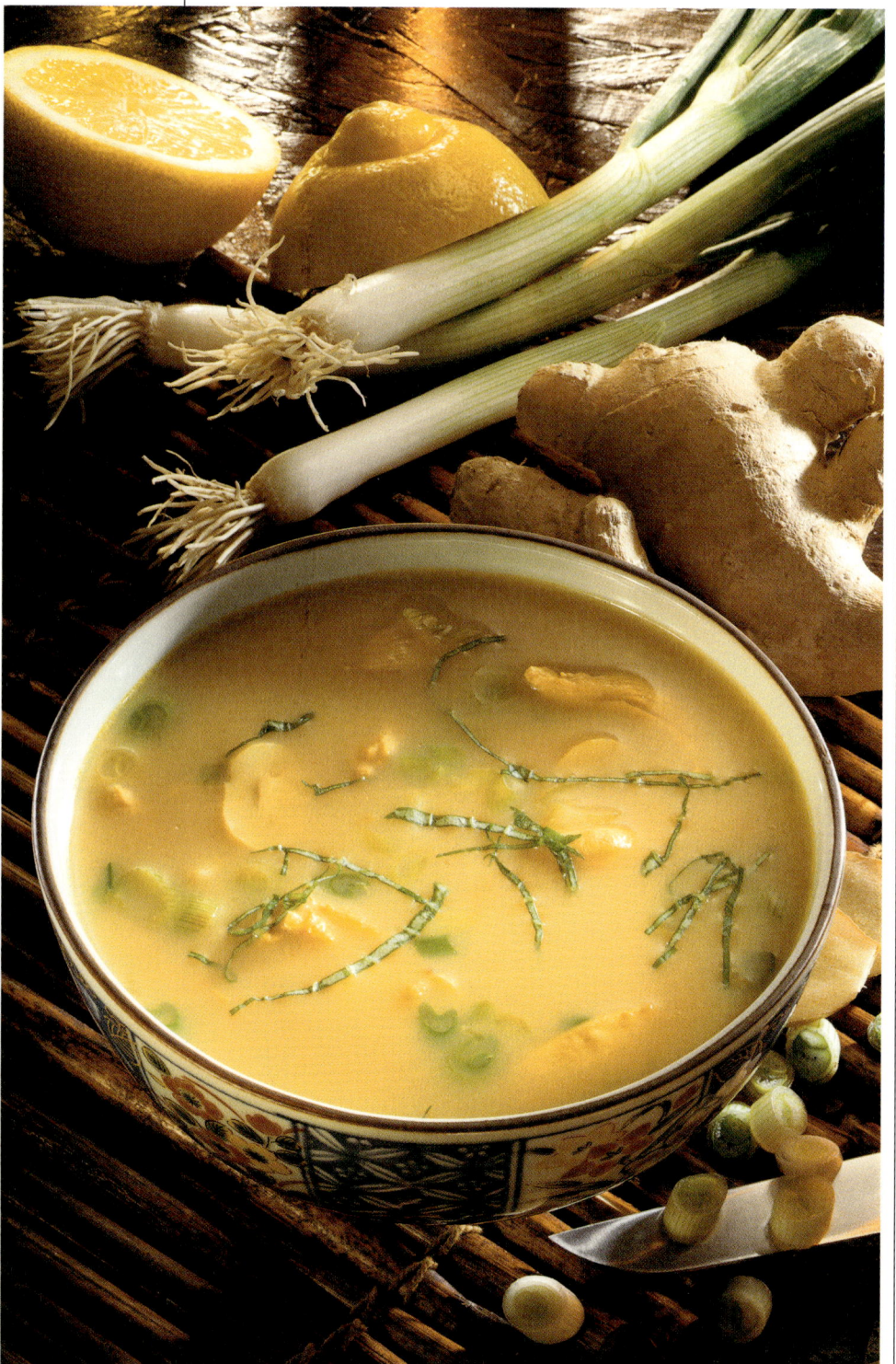

Thailändische
Hühnersuppe in
Kokossahne

obere Haut abziehen. In dünne Scheiben schneiden.

3. Die Frühlingszwiebeln in feine Scheiben schneiden, den Ingwer schälen und fein hacken. Kurz und behutsam in dem Öl anbraten. Mit der Hühnerbrühe auffüllen und erhitzen.

4. Den Galgant schälen und grob zerteilen. Vom Zitronengras das äußere Blatt entfernen. Das Zitronengras dann in große Stücke schneiden. Alles in den Topf geben, Currypaste und Fischsauce hinzufügen.

5. Das Ganze kurz aufkochen und zehn Minuten ziehen lassen, dann die Kokossahne unterrühren. Erneut aufkochen, dann Temperatur reduzieren. Galgant und Zitronengras herausfischen. Den Zitronensaft hinzufügen.

6. Die Pilze und das Hühnerfleisch salzen, mit frisch gemahlenem Pfeffer würzen und in die Suppe geben. Das Ganze etwa fünf Minuten ganz leicht köcheln lassen. So bleiben Fleisch und Pilze schön zart.

7. Das Basilikum waschen, trocknen und in Streifen schneiden. Vor dem Servieren in die heiße Suppe geben, fünf Minuten ziehen lassen, nicht mehr kochen.

■ Unser Tipp

Kokossahne gibt es ungesüßt in Dosen oder als Instantpulver. Beide Qualitäten sind sehr gut. Die Zubereitung aus frischer Kokosnuss wäre zu aufwendig und teuer. Oft ist sie auch mangels Nüssen gar nicht durchführbar. Auch Kokosraspeln aus der Tüte sind kein gleichwertiger Ersatz für Kokossahne. Nur verwenden, wenn es ausdrücklich so angegeben ist.

Rote-Bete-Suppe mit Ingwer

Zutaten für vier Personen

- 4 mittelgroße Rote Beten
- 60 g Butter
- 600 ml Wasser
- 1 Gemüsebrühwürfel
- 4 cm Zimtstange
- 1 Sternanis
- 2 TL frischer Ingwer
- 200 ml süße Sahne
- 1 TL Jodsalz
- 1 TL schwarzer Pfeffer

1. Die Roten Beten schälen und grob raspeln. In der

Butter kurz andünsten, dann Wasser, Gemüsebrühwürfel, Zimtstange und Sternanis zugeben. Köcheln lassen, bis die Rote Bete weich ist.

2. Den Ingwer schälen und sehr fein reiben.

3. Den Ingwer und die Sahne zugeben, mit Salz und frisch gemahlenem Pfeffer abschmecken.

4. Nochmals erhitzen, mit knusprigem Weißbrot servieren.

Hühnerbrühe für alle Gelegenheiten

Das Rezept für folgende Hühnerbrühe stammt aus Thailand. Hühnerbrühe sollte man eigentlich immer vorrätig haben, denn damit kann man auch einfachste Mahlzeiten kulinarisch aufwerten.

Man kann die Brühe auf Vorrat kochen, einfrieren und dann als Fond für Hühnersuppe, Geflügel- und Gemüsegerichte verwenden.

Zutaten für etwa
2 l Hühnerbrühe

2 kg Hühnerklein
2 cm frischer Ingwer
2 cm frischer Galgant
2 Knoblauchzehen
3 Frühlingszwiebeln
1 Stängel Zitronengras
1 Sternanis
2 EL Fischsauce
3 getrocknete
rote Chilischoten
2 l Wasser

1. Das Hühnerklein waschen und abtropfen lassen.

2. Ingwer und Galgant schälen und in dicke Scheiben schneiden. Die Knoblauchzehen zerdrücken, die Frühlingszwiebeln grob zerteilen.

3. Alle Zutaten in einen großen Topf geben. Mit kaltem Wasser auffüllen. Das Ganze zugedeckt 3 Stunden kochen lassen.

4. Sieb über eine große Schüssel hängen, die Brühe abgießen und kalt werden lassen. Auf der Oberfläche wird sich Fett absetzen.

5. Das Fett vorsichtig abheben und in einem Glas aufbewahren, kühl lagern. Es ist gekühlt etwa 1 Monat haltbar und eignet sich hervorragend zum Anbraten von Hühnerfleisch oder zum Andünsten von Gemüse.

6. Die Brühe einfrieren oder gleich weiterverarbeiten, zum Beispiel zu einer thailändischen Hühnersuppe.

Lauchtopf mit Sahne und Ingwer

Zutaten für vier Personen

4 mittelgroße Stangen Lauch
2 TL frischer Ingwer
2 Knoblauchzehen
1 TL Kreuzkümmel
1 TL schwarzer Pfeffer
1 getrocknete rote Chilischote
1 EL Sonnenblumenkernöl
1 TL Salz
1/2 TL Muskat
250 ml Sahne
200 ml Weißwein
100 ml Wasser
2 mittelgroße Pellkartoffeln vom Vortag

1. Den Lauch der Länge nach halbieren, putzen und waschen. In Stücke schneiden und beiseite stellen.

2. Den Ingwer schälen und fein reiben, Knoblauch schälen und fein hacken.

3. Kreuzkümmel und Pfeffer mahlen, die Chilischote entkernen und zerbröseln.

4. Das Öl erhitzen, den Ingwer kurz andünsten, dann Lauch und Knoblauch hinzufügen. Kreuzkümmel, Pfeffer, Chili, Salz und Muskat dazugeben.

5. Mit 125 ml Sahne, dem Weißwein und dem Wasser ablöschen, ohne Deckel köcheln lassen.

6. In der Zwischenzeit die Kartoffeln pellen und mit einer Gabel zerdrücken.

7. In die Suppe geben und alles mit einem Pürierstab zerkleinern und cremig rühren. Dann noch 5 Minuten ohne Deckel köcheln lassen.

8. In der Zwischenzeit die restliche Sahne schlagen, die Suppe verteilen und je ein Sahnehäubchen darauf setzen.

Kokosnuss-Ingwer-Suppe

Zutaten für vier Personen

- 700 g Möhren
- 1 Gemüsezwiebel
- 2 EL Erdnussöl
- 750 ml Gemüsebrühe
- 1 Dose Kokoscreme (400 g)
- 1 reife Mango
- 1/4 Honigmelone
- 1 getrocknete Chilischote
- 4 Frühlingszwiebeln
- 2 EL frischer, geriebener Ingwer
- 1/4 TL Pfeffer
- 1/4 TL Salz
- Kokosraspeln zum Bestreuen

1. Möhren putzen, schälen und klein schneiden. Zwiebel schälen und klein schneiden. Beide Zutaten im Erdnussöl anbraten.
2. Gemüsebrühe hinzufügen und etwa 10 Minuten kochen lassen. Anschließend pürieren und die Kokoscreme einrühren.
3. Mango und Honigmelone schälen, in kleine Würfel schneiden und zur Suppe geben.
4. Chilischote im Mörser fein stampfen und zur Suppe geben.
5. Frühlingszwiebeln putzen und in Ringe schneiden, unterheben. Geriebenen Ingwer unterrühren und mit Pfeffer und Salz abschmecken. In Suppentassen – mit Kokosraspeln bestreut – servieren.

Ein Sattmacher

Manchmal ist der Hunger groß, aber es ist eigentlich nichts mehr im Kühlschrank. Draußen regnet es in Strömen, es ist Sonntagabend und keiner möchte einen Fuß vor die Tür setzen. An so einem Tag zahlt es sich aus, folgende Zutaten immer im Haus zu haben.

Brei aus roten Linsen

Zutaten für vier Personen

- 150 g rote Linsen
- 2 Kartoffeln
- 2 Möhren
- 1 Knoblauchzehe
- 2 TL frischer Ingwer

500 ml Wasser
1 Gemüsebrühwürfel
2 TL Kreuzkümmel
2 TL Koriander
1 EL Öl
1 getrocknete Chilischote
2 TL Honig
1 Lorbeerblatt
50 g Rosinen

1. Die Linsen verlesen, besonders auf Steine achten. Danach kurz in kaltem Wasser waschen und beiseite stellen.

2. Kartoffeln und Möhren schälen, in Stücke schneiden. Knoblauch und Ingwer schälen, fein hacken. Das

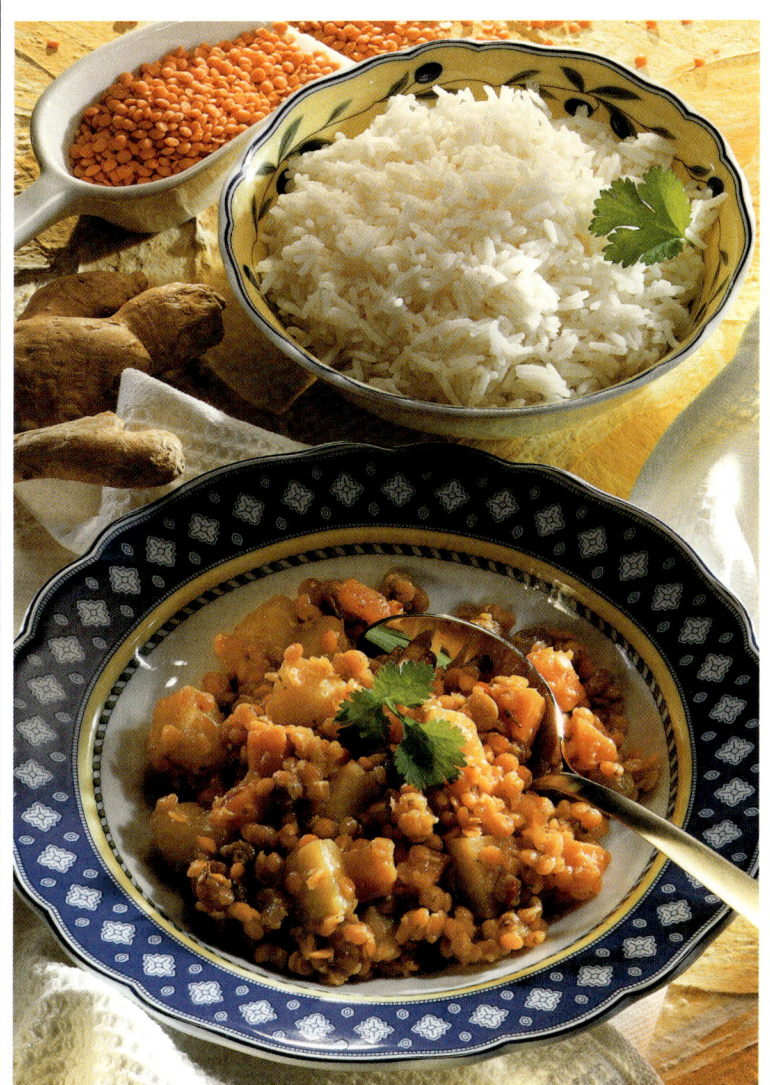

Brei aus roten
Linsen

Wasser erhitzen, den Brüh-
würfel in einer Tasse davon
auflösen.

3. Kreuzkümmel und
Koriander mahlen.

4. Das Öl erhitzen. Die
Chilischote zerbröseln und
mit dem Ingwer andünsten,
dann den Knoblauch, die
Möhren und den Honig
dazugeben.

5. Sofort Brühe, Lorbeer-
blatt, Rosinen, Kartoffeln
und noch eine Tasse von
dem Wasser zugeben. Alles
gut umrühren und auf
kleiner Flamme 5 Minuten
köcheln lassen.

6. Dann Linsen, Kreuzküm-
mel und Koriander dazu-
geben. Mit dem Rest des
Wassers auffüllen. Die
Linsen saugen es mit der
Zeit ganz auf.

7. Falls der Brei zu steif
wird, noch etwas Wasser
dazugeben.

8. Das Essen ist fertig, wenn
die Linsen weich sind.
Je länger sie kochen, desto
weicher werden sie, zum
Schluss lösen sie sich ganz
auf und werden zu Mus.

9. Zu den Linsen serviert
man Naturjogurt und
Basmati-Reis
(Rezept auf Seite 95).

■ **Unser Tipp**

Der Brei brennt leicht an.
Wer einen beschichteten Kochtopf verwendet, hat keine
Probleme.
Hülsenfrüchte müssen nor-
malerweise am Vortag eingeweicht werden. Trotzdem
werden sie wegen ihrer blä-
henden Eigenschaften von
vielen Menschen nicht vertragen.
Rote Linsen müssen nicht
eingeweicht werden und
verursachen fast keine Blähungen.

Ohne Reis keine Ingwerküche

Reis ist die Standardbeilage
aller asiatischen Gerichte.
Er gehört überall im Fernen
Osten zu den Grundnah-
rungsmitteln und ist aus der
Küche dieses Kulturraums
nicht wegzudenken. Von
Peking bis Surabaja, von
Manila bis Karatchi, überall
ziert das elegante Korn die
Teller.
Der Star unter den asiatischen Reissorten heißt Bas-
mati. Keiner duftet wie er,
keiner schmeckt so gut
und keiner nimmt falsche
Behandlung so übel.

Basmati-Reis wird schonender zubereitet als Parboiled-Reis aus Amerika oder Patna-Langkornreis aus dem Kochbeutel. Er darf nicht so heftig kochen, sonst verklumpt er zu einer traurigen Reispampe. Basmati-Reis wird gar, indem er zieht und das Kochwasser komplett aufsaugt. So bleibt er körnig und locker. Er wird immer vor dem Kochen gewaschen. Es ist wichtig, genau die richtige Wassermenge zu verwenden, damit man ihn aus dem Topf direkt servieren kann.

So gelingt der **Basmati-Reis** immer:

1. Den Reis waschen und abtropfen lassen. In kaltem Wasser aufsetzen. Auf 100 g Reis kommen 200 ml Wasser, das entspricht etwa einer Portion.

2. Salzen und den Deckel schließen. Alles zum Kochen bringen und 1 Minute kochen lassen. Dann den Topf von der Kochplatte nehmen, warm stellen und den Reis bei geschlossenem Deckel ziehen lassen.

3. Wenn der Topf die Wärme gut hält, ist der Reis nach 20 Minuten ohne weitere Wärmezufuhr gar.

Bei weniger gut isolierten Töpfen muss man nach 15 Minuten den Garzustand prüfen und gegebenenfalls nochmals kurz erhitzen. Kein Wasser mehr zugeben, Deckel geschlossen halten.

▪ Variation

Die Pilaw-Methode:
Eine Tasse Basmati-Reis wird vor dem Kochen mit einem halben Esslöffel Öl oder Butter bei schwacher Hitze in einer Pfanne angebraten, bis die Körner glasig werden. Zwei Tassen kochendes Salzwasser hinzufügen und bei geschlossenem Deckel auf kleiner Flamme 10 Minuten kochen lassen, bis das Wasser vollständig aufgenommen wurde.

▪ Unser Tipp

Einige Stücke geschälten Ingwer im Wasser mitkochen. Der Ingwer hebt das Reisaroma, bleibt aber selbst im Hintergrund. Die Ingwerstücke werden vor dem Servieren entfernt und nicht mitgegessen.

Fleischeslust

Fleisch und Ingwer sind eine seit Jahrtausenden bewährte Kombination. Da Fleisch schnell verdirbt, ist es unter ungünstigen hygienischen Bedingungen ein Gesundheitsrisiko.

Die antibakteriellen und antiparasitären Wirkstoffe des Ingwers helfen dem Körper, nicht mehr ganz so frisches Fleisch besser zu vertragen. Das spielt in vielen Entwicklungsländern, in denen nicht alle Haushalte einen Kühlschrank haben, eine große Rolle.

Für die moderne Küche ist der Ingwer vor allem als Fleischzartmacher interessant. Gegen die Gesundheitsrisiken, die der Fleischgenuss in den Industriestaaten hat, schützt der Ingwer nicht. Antibiotika, Hormone und BSE, die hier mit dem Fleisch auf den Teller kommen, sind leider ingwerresistent.

Nur ein umsichtiger und äußerst wählerischer Fleischeinkauf schützt die Verbraucher vor unerwünschten Inhaltsstoffen. Fleischskandale sind heute an der Tagesordnung. Immer mehr Menschen reagieren darauf mit Konsumverzicht und achten mehr auf Qualität und Herkunft der Ware. Sie suchen sich einen vertrauenswürdigen Metzger oder kaufen direkt beim Bauern ein.

Nur eines gab es noch nicht: einen Lammfleischskandal. Darum beginnt der Abschnitt „Fleischeslust" relativ unbefangen mit einem Lammfleischgericht. Der Ingwer sorgt in folgendem Rezept für besonders zarte Stücke, was man kaum glaubt, wenn man das Rezept zum ersten Mal durchliest.

Curry mit Lamm und Spinat

Zutaten für vier Personen

- 800 g mageres Lammfleisch
- 2 TL frischer Ingwer
- 2 Knoblauchzehen
- 500 g Spinat (tiefgekühlt, fein)
- 2 Kardamomkaspeln
- 60 g Butter oder Butterfett

2 TL Currypulver
(Rezept Seite 98/99)
1 Msp. Zimtpulver
1 Msp. Cayennepfeffer
125 g Naturjogurt
1 EL gemahlene Mandeln
1/2 TL Muskat
3 EL Schmand

1. Das Fleisch waschen, abtrocknen und in mundgerechte Bissen schneiden.
2. Den Ingwer schälen und fein reiben, den Knoblauch schälen und zerdrücken, beides mit dem rohen Fleisch mischen. Etwa 20 Minuten ziehen lassen.
3. Das Fleisch mit der Marinade in einen Kochtopf geben. So viel kaltes Wasser dazugeben, bis es ganz bedeckt ist. Das Ganze etwa 30 Minuten köcheln lassen.
4. In der Zwischenzeit den Spinat in einem anderen Topf auftauen und einige Minuten köcheln lassen. Zu grob gehackter Spinat wird nochmals kurz mit dem Mixer püriert.
5. Kardamomkapseln zerdrücken.
6. Das Fleisch aus dem Topf nehmen, abtropfen lassen und die Kochflüssigkeit aufbewahren. Auf ein Küchenpapier legen, gut abtrocknen und in dem Fett rasch anbraten.
7. Alle Gewürze außer Muskat und Mandeln hinzufügen und mit dem Jogurt etwa 8 Minuten kochen, bis das Fleisch den Jogurt vollständig aufgesaugt hat und sich im Topf kaum noch Flüssigkeit befindet.
8. Spinat, Mandeln, Muskat und 200 ml des Bratensaftes zugeben. Gut verschlossen 8 Minuten köcheln lassen. Schmand einrühren und nochmals kurz erhitzen. Mit Basmati-Reis servieren.

Kein Curry ohne Curry

Curry oder auch Kari bedeutet ursprünglich so viel wie Sauce. Das Wort kommt aus Südindien, dessen Köche sich wie keine anderen auf die Zubereitung von raffinierten Gemüsegerichten mit oder ohne Fleischbeilage verstehen. Heute ist Curry ein Sammelbegriff für alle opulent gewürzten Menüs aus dem Fernen Osten.

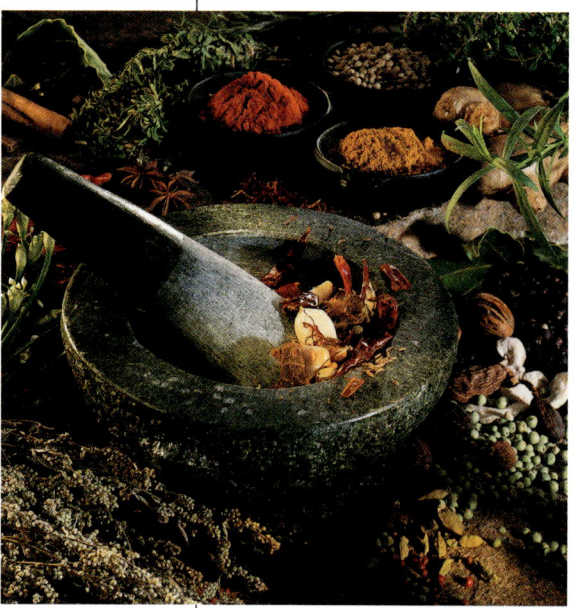

Stellen Sie sich ganz nach Geschmack Ihr eigenes Curry zusammen

Eine Gewürzmischung namens Curry gibt es als Fertiggewürz in jedem Supermarkt zu kaufen. Sie taugt nicht viel und besteht hauptsächlich aus Kurkuma oder Gelbwurz, der auch zur Familie der Ingwergewächse gehört. Fertiggewürze werden in Indien kaum benutzt. Indische Köche verwenden für jedes Currygericht eine andere Gewürzmischung und bereiten sie kurz vor dem Kochen frisch zu.

Auch Sie können sich einen kleinen Vorrat Gewürzmischung selbst herstellen und nach und nach verwenden. Je älter das Pulver wird, umso weniger Würzkraft hat es. Länger als zwei, drei Monate sollte man es nicht aufheben.

Rösten Sie alle Zutaten außer Kurkuma in einer beschichteten Pfanne ohne Fett an. Die Gewürze dürfen auf keinen Fall zu heiß werden oder gar anbrennen. Sobald sie zu duften anfangen, kommen sie zum Abkühlen in eine Schale. Dann werden sie alle zusammen fein vermahlen.

Erst jetzt das Kurkumapulver zufügen. Verwenden Sie Kurkuma immer gemahlen. Die frische Knolle ist zum Gebrauch in der Küche denkbar ungeeignet. Sie färbt sehr stark und hinterlässt überall äußerst hartnäckige Flecken. Das tut Kurkumapulver auch, aber wenn man es gebrauchsfertig verwendet, muss man weniger damit hantieren und das Fleckenrisiko wird kleiner.

Zur Aufbewahrung des Currypulvers dient eine gut schließende Blechdose oder ein braunes Gewürzglas. Plastikbehälter sind ungeeignet, denn sie absorbieren die Aromastoffe.

Mit Hilfe der folgenden Tabelle lassen sich zehn verschiedene Currysorten herstellen. Varianten, die keinen Chili enthalten, sind besonders mild und für alle geeignet, die zwar Geschmack wollen, aber keine Schärfe. Als Anfänger darf man alle Varianten universell einsetzen. Fortgeschrittene gewinnen mit der Zeit die Erfahrung, welche Mischung zu welchem Gericht am besten passt.
Es gibt keine festen Regeln. Auch die Curryvarianten in der Tabelle sind lediglich Anregungen. Wer gerne improvisiert, kommt mit selbst gemachtem Currypulver voll auf seine Kosten. Kochrezepte, die ganz konkrete Curryvarianten benennen, zum Beispiel „Garam masala" oder „Madras Curry", vereinfachen lediglich einen wunderbar komplexen und vielschichtigen Sachverhalt.
Je mehr Rezepte man liest, desto mehr Definitionen findet man für „Garam masala". Das Wort bedeutet

Currytabelle

Zutaten	Gewürzmischung 1 – 10									
	1	2	3	4	5	6	7	8	9	10
	Anteile									
Schwarzer Pfeffer	1	1	1	1	2	2	1	1	1	8
Chili	1	2	1	1	3	2	6	8	4	0
Nelken	1	1	0	0	0	0	0	0	1	2
Zimt	0	2	0	0	0	0	0	1	1	2
Kardamom	1	1	0	0	0	0	0	1	1	2
Koriander	8	6	8	8	8	8	8	8	8	8
Kreuzkümmel	0	2	2	0	1	1	1	4	2	6
Bockshornklee	0	1	2	0	1	0	2	0	1	0
Getrockneter Ingwer	1	0	1	2	0	1	0	0	0	0
Muskat	0	1	0	0	0	0	0	0	0	0
Senfkörner	0	0	1	0	0	2	0	0	0	0
Mohnsamen	0	0	1	0	0	0	0	0	0	0

Die in dieser Tabelle angegebenen Zahlen bestimmen die Anteile der einzelnen Gewürze am Curry. Verlassen Sie sich dabei ruhig auf Ihr Augenmaß. Diese Zahlen sollen nur Anhaltspunkte sein und eine Richtung geben.

übersetzt nichts anderes als „scharfe Mischung". In vielen Rezepten sind seine Bestandteile gar nicht erst angegeben, weil die Autoren erwarten, dass der Koch sich das „Garam masala" beim Händler fertig kauft. Dann ist eine konkrete Bezeichnung sehr hilfreich. Trotzdem wird man nur irgendeine beliebige Currymischung mit nach Hause bringen.

Nur von glücklichen Hühnern

Alle Freunde asiatischer Küche lieben Geflügel. Es ist der ideale Träger der raffinierten Kreationen und in Stücke geschnitten bleibt es gerade dann besonders zart und saftig, wenn es erst kurz vor dem Essen in die Suppe oder Sauce gegeben wird. Diese einfache und schonende Zubereitung ist sehr bekömmlich, da das Anbraten in Fett entfällt. Auch wenn man noch so gern Geflügel isst – sobald man das Wort Massentierzucht hört, vergeht einem der Appetit. Da vegetiert das Federvieh in einer winzigen Zelle auf einem Metallgitter dahin, bis es geschlachtet wird. Die Tiere laufen niemals frei herum, picken keine Körner und müssen täglich Medikamente nehmen, damit sie schneller wachsen und keine Infektionen bekommen.

Wer selbst einmal ein Huhn oder eine Ente großgezogen hat, weiß auf der anderen Seite, wie lange es normalerweise dauert, bis aus einem Küken ein stattliches junges Hühnchen oder eine üppige Ente geworden ist. Die riesigen Fleischberge, die allein in Deutschland täglich angeboten und verzehrt werden, wären auf artgerechte Weise überhaupt nicht zu erzeugen. Volkswirtschaftlich gesehen ist die einzige Chance, von der Massentierhaltung wegzukommen, die Einschränkung der Produktion und die Anhebung der Preise. Das wird sich aber nicht so einfach durchsetzen lassen. Im Gegenteil: ein solcher Vorschlag würde nur Empörung hervorrufen – auf jeden Fall bis zum nächsten Fleischskandal.

Trotzdem ist es keine Utopie, dass die Mehrheit ihre Konsumgewohnheiten ändert und Fleisch aus Massentierzucht boykottiert. Es ist nur ein langwieriger Prozess.

Bis die Verbraucher der Massentierzucht endgültig ade sagen, sichert eine bunt zusammengewürfelte Minderheit aus besorgten Müttern, Feinschmeckern, Umweltschützern und anderen Abweichlern, die wirtschaftliche Existenz qualitätsbewusster Fachhändler, Ökoläden und Ökobauern, die schon seit einigen Jahren mit Erfolg Tiere artgerecht züchten. Und der Verbraucher, der für sein Wohlergehen gerne auch mal etwas tiefer in die Tasche greift, hofft natürlich inständig, dass die Geschichten von den glücklichen, freilaufenden Hühnern auch wirklich wahr sind.

Hühnerfleisch in Kokossauce mit grünen Bohnen

Zutaten für vier Personen

150 g dünne grüne Bohnen
1 TL Palmzucker
1 EL Fischsauce
1 EL Zitronensaft
1 TL Currypaste
(Rezept Seite 102)
400 ml Kokossahne
250 g Hühnerbrust
2 TL Speisestärke
Jodsalz
schwarzer Pfeffer
1 Bund thailändisches Basilikum

1. Bohnen, Zucker, Fischsauce, Zitronensaft und Currypaste in der Kokossahne köcheln lassen, bis die Bohnen weich sind.
2. Das Fleisch waschen, abtrocknen und gegen die Fasern in mundgerechte Streifen schneiden. In Speisestärke wälzen, bis es ringsherum von einer dünnen Schicht bedeckt ist. Dann salzen und pfeffern. In die Sauce geben und 8 Minuten zart köcheln lassen.

3. Die Basilikumblätter waschen, längs halbieren und kurz vor dem Servieren unterheben, dann nicht mehr kochen lassen. Dazu passt am besten Basmati-Reis (Rezept auf Seite 95).

Thailändische Currypaste

Currypasten gibt es in Asien-Shops zwar fertig zu kaufen, man kann sie aber auch selber machen. Sie hält sich etwa vier Wochen im Kühlschrank und ist im Gefrierfach mindestens ein Jahr haltbar.

Zutaten

10 getrocknete rote Chilischoten
1 TL schwarze Pfefferkörner
1 EL Koriandersamen
1 TL Kreuzkümmel
1 TL Kardamomsamen
3 Nelken
4 Schalotten
2 EL Ingwer
2 EL Galgant
8 Knoblauchzehen
1 EL Öl
2 Stängel Zitronengras

1 kleines Stück unbehandelte Zitronenschale
4 EL Zitronensaft
1 TL Zimt
1 TL Muskatnuss
2 EL Garnelenpaste
50 g Palmzucker

1. Die Chilischoten entkernen und in warmem Wasser aufweichen.
2. Pfefferkörner, Koriander, Kreuzkümmel, Kardamom und Nelken in einer beschichteten Pfanne ohne Fett rösten, bis sie duften, auf einem Teller abkühlen lassen.
3. Die Chilischoten abtropfen lassen. Schalotten, Ingwer, Galgant und Knoblauch schälen und klein hacken. Mit den Chilischoten in Öl andünsten, den Knoblauch erst zum Schluss hinzufügen und nur ganz kurz mitdünsten. Beiseite stellen.
4. Das Zitronengras in feine Ringe schneiden und die Zitronenschale klein hacken.
5. Die gerösteten Gewürze zu Pulver vermahlen, mit Zitronengras, Zitronensaft und Zitronenschale mischen. Gemahlenen Zimt

und frisch geriebene Muskatnuss hinzufügen.

6. Die Garnelenpaste mit dem Zucker erhitzen.

7. Alle Zutaten mischen und pürieren, kühl lagern oder einfrieren.

Ganzes Hähnchen in Zimt, Honig und Ingwer

Zutaten für zwei Personen

1 Freilandhähnchen
Jodsalz, schwarzer Pfeffer
100 g Butter
3 Knoblauchzehen
1 TL getrockneter Ingwer
2 EL Honig
2 TL Zimtpulver
2 TL Kurkumapulver
3 Stängel frischer Estragon

1. Das Hähnchen waschen und alle Innereien entfernen. Sichtbares Fett abschneiden, innen und außen sorgfältig mit Küchenpapier trocknen. Innen und außen salzen und mit frisch gemahlenem Pfeffer würzen.

2. Butter schmelzen.

3. Knoblauch zerquetschen, Ingwer fein reiben und mit Honig, Zimt, Kurkuma und der geschmolzenen Butter vermischen.

4. Das Hähnchen außen mit dieser Paste einreiben. Bei 200 Grad oder Gas Stufe 6 im Ofen etwa 1 Stunde backen, bis die Kruste schön braun und das Huhn gar ist. Den Ofen ausschalten und das Fleisch noch 10 bis 15 Minuten ruhen lassen.

5. Das Hähnchen mit einer Geflügelschere zerschneiden, anrichten, den Bratensaft darüber gießen und mit frischen Estragonblättern garnieren.

Ein Brathähnchen ist ein Genuss für sich. Beilagen sollten sparsam eingesetzt werden, damit das Tier einen würdigen Auftritt hat. Ein knuspriges Stück Weißbrot kommt der Perfektion schon sehr nahe. Auch ein einfacher grüner Salat macht sich gut und schont außerdem die Kalorienbilanz.

Jetzt geht's ans Eingemachte

Ob Gegrilltes, Gebratenes oder kaltes Fleisch: Für die

Liebhaber pikanter Tunken und knackiger Gemüse ist ein Chutney genau das Richtige. Chutneys sind süßsaure Würzpasten mit fein gehackten Kräutern, Gemüse oder Früchten. Sie passen zu allen Gerichten, in denen Fleisch oder Fisch „pur" serviert werden.

Ananas-Chutney

Zutaten für etwa 700 g

- 2 TL Kardamomsamen
- 1 TL schwarzer Pfeffer
- 4 Nelken
- 1 TL Zimtpulver
- 1 kg reife Ananas
- 1 TL frischer Ingwer
- 100 ml Weißweinessig
- 150 g Zucker

1. Kardamom, Pfeffer und Nelken in einer beschichteten Pfanne rösten, bis sie duften. Etwas abkühlen lassen und dann fein vermahlen. Das Zimtpulver untermischen.
2. Ananas schälen, die Augen und den Strunk restlos entfernen. Das Fruchtfleisch zerkleinern und den austretenden Saft auffangen.
3. Ingwer schälen und fein reiben.
4. Den Ananassaft mit Essig, Gewürzen und Ingwer erhitzen und 5 Minuten köcheln lassen.
5. Die Ananasstücke dazugeben und köcheln lassen, bis sie ganz weich sind.
6. Den Zucker einrühren. Sobald er sich aufgelöst hat, die Temperatur erhöhen. Etwa 30 Minuten kochen, bis das Mus eindickt.
7. Alles in saubere Gläser füllen, Lufteinschluss vermeiden, mit Wachspapier versiegeln und mit Frischhaltefolie oder einem säurebeständigen Deckel fest verschließen.

Ananas-Chutney passt zu Brathähnchen, kaltem Schweinefleisch oder gekochtem Schinken. Es muss nach der Zubereitung einen Monat dunkel, trocken und kühl aufbewahrt werden. Nach dem Öffnen ist es etwa ein Jahr haltbar. Am besten verwendet man frische Ananas. Wirklich reif geerntete Früchte sind inzwischen unter der Bezeichnung „Flugananas" im Handel.

Apfel-Möhren-Chutney mit Meerrettich

Zutaten für etwa 1 kg

- 500 g Äpfel
- 250 g Möhren
- 1 Zwiebel
- 3 EL Meerrettich
- 1 EL frischer Ingwer
- 100 g Rosinen
- 1 TL Senfsamen
- 1 TL Kreuzkümmel
- 3 TL Koriander
- 1 TL schwarzer Pfeffer
- 1 TL Kurkumapulver
- 2 TL Jodsalz
- 200 g Zucker
- 300 ml Apfelessig
- 2 cl Calvados

1. Die Äpfel schälen, entkernen und klein hacken. Die Möhren putzen und in dünne, möglichst lange Stifte schneiden und die Zwiebel schälen und in dünne Ringe schneiden. Meerrettich und Ingwer schälen und raspeln. Die Rosinen waschen und abtropfen lassen.
2. Senfsamen, Kreuzkümmel, Koriander und Pfeffer so lange in einer beschichteten Pfanne ohne Fett rösten, bis sie zu duften anfangen. Etwas abkühlen lassen, mischen und fein mahlen. Das Kurkumapulver und das Salz zufügen.
3. Alle Zutaten und den Zucker unter Rühren vorsichtig in Essig und Calvados erhitzen, bis sich der Zucker aufgelöst hat. Das Mus etwa 30 Minuten einkochen, bis es eingedickt ist.

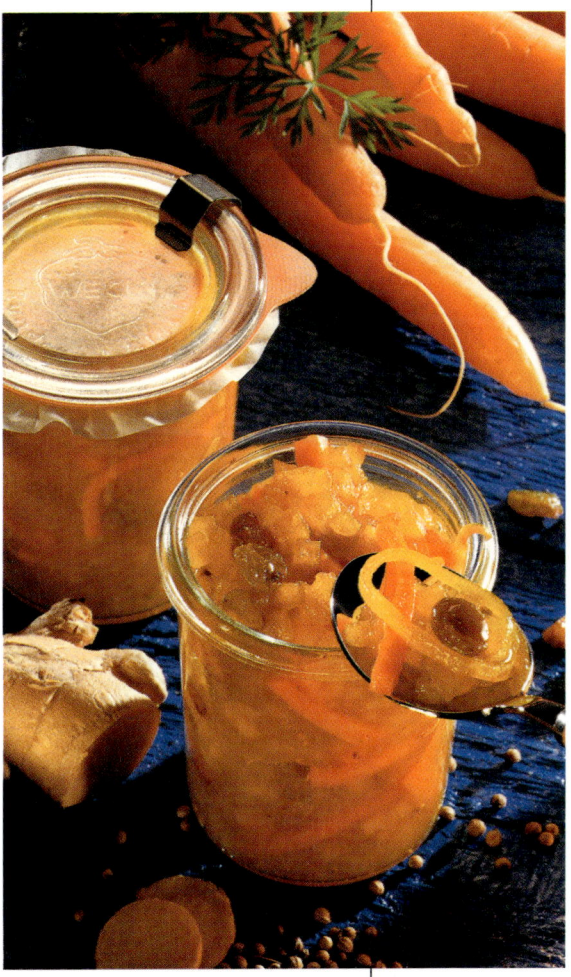

Apfel-Möhren-Chutney mit Meerrettich

4. In saubere Gläser füllen und darauf achten, dass keine Luftblasen eingeschlossen werden. Mit Wachspapier versiegeln und mit Frischhaltefolie oder einem säurebeständigen Deckel fest verschließen und bis zum Öffnen zwei Monate kühl, dunkel und trocken aufbewahren.

Mixed Pickles mit Ingwer und frischer Pfefferminze

Auch dieses eingelegte Gemüse muss vor dem Essen mindestens einen Monat kühl, dunkel und trocken aufbewahrt werden. Nach dem Öffnen ist es noch etwa ein halbes Jahr im Kühlschrank haltbar. Es passt gut zu Brathähnchen, aber auch zu gegrilltem Fleisch.

Zutaten (ergeben etwa 1 Kilogramm)

- 1 kg gemischtes Gemüse (rote und gelbe Paprika, Möhren, Selleriestangen, Kohlrabi, Brokkoli, Blumenkohl, Frühlingszwiebeln)
- 110 g Jodsalz
- 2 cm frischer Ingwer
- 2 Stängel frische Pfefferminze
- 800 ml Reisessig

1. Gemüse waschen, Paprika halbieren und entkernen, dann in Streifen schneiden. Möhren, Sellerie und Kohlrabi putzen und in Streifen schneiden. Brokkoli und Blumenkohl in Röschen zerteilen, von der Frühlingszwiebel nur das Weiße verwenden und ganz lassen.
2. Alles in eine große Schüssel schichten, jede Lage mit Salz bestreuen und mit einem Teller beschweren. 12 Stunden ziehen lassen.
3. Das Gemüse abtropfen lassen, mit Küchenpapier trockentupfen.
4. Den Ingwer schälen und in etwa 3 mm dicke Scheiben schneiden. Pfefferminze waschen und zupfen. Ingwer und Pfefferminze mit dem Gemüse vermischen und alles bis 2 cm unter den Rand in saubere Gläser füllen.
5. Den Essig darüber gießen. Er sollte das Gemüse ganz bedecken. Gläser schwenken, damit die Luftblasen entweichen.

Mit einem säurebeständigen Deckel oder Frischhaltefolie fest verschließen.

Ingwer passt doch zu Fisch und Meeresfrüchten

Lange Zeit galt es als kulinarischer Fehltritt, Fisch mit Ingwer zu würzen. Der Eigengeschmack des Fisches schien dem rabiaten Ingwer nicht gewachsen zu sein.

Damit ist es vorbei, seit Ingwer zum Lieblingsgewürz publizierender Feinschmecker aufgestiegen ist. Ingwer passt jetzt durchaus zu Fisch, besonders aber zu den deftigen und preiswerten Sorten.

Fisch ist gesund, schmeckt und ist in guter Qualität erhältlich. Wegen der artgerechten Haltung braucht man sich höchstens bei Zuchtfischen Gedanken zu machen.

Gelegentlich schmecken die teuren Forellen nach Moder, weil sie in zu engen Behältern leben müssen und ihr Wasser nicht frisch ist. Wird Fisch mit Ingwer gewürzt oder für ein Currygericht gebraucht, reicht ein gewöhnliches Stück Filet von einem kräftig schmeckenden, festfleischigen Fisch, zum Beispiel Rotbarsch.

Fischcurry mit Kokosnuss

Zutaten für vier Personen

- 650 g Rotbarsch
- 6 TL Zitronensaft
- 1 TL Kreuzkümmel
- 1/2 TL Fenchelsamen
- 50 g Kokosraspeln
- 1 TL frischer Ingwer
- 2 Knoblauchzehen
- 1 Zwiebel
- 1 TL Kurkuma
- 2 EL Butter
- 400 ml Wasser
- 2 EL Koriandergrün

1. Filets waschen, trockentupfen und in 3 cm dicke Scheiben schneiden. Mit der Hälfte des Zitronensaftes beträufeln und beiseite stellen.
2. Kreuzkümmel, Fenchel und Kokosraspeln in einer beschichteten Pfanne ohne Fett rösten, bis sie anfangen zu duften. Etwas abkühlen lassen und zu Pulver vermahlen.

3. Ingwer, Knoblauch und Zwiebel schälen, pürieren und mischen, die Gewürzmischung, Kurkuma und den restlichen Zitronensaft hinzugeben.

4. Diese Paste unter Rühren zwei Minuten in der Butter anbraten, mit Wasser aufkochen und 6 Minuten köcheln lassen.

5. Die Fischstücke und die Hälfte des gehackten Koriandergrüns hinzugeben. Etwa 6 Minuten bei geschlossenem Deckel zart köcheln lassen, bis der Fisch gar ist. Nicht umrühren, sonst fallen die Fischstücke auseinander.

6. Mit dem restlichen Koriander garnieren und mit Basmati-Reis servieren.

Rotbarsch auf Tonka-Ingwer-Gemüsebett

Zutaten für vier Personen

- 650 g Rotbarsch
- 3 Möhren
- 2 TL frischer Ingwer
- 1 Zwiebel
- 1 Knoblauchzehe
- 8 Pfefferkörner
- 1 EL Sonnenblumenöl
- 100 ml Wasser
- 300 ml trockener, schwerer Weißwein
- 1/2 Glas Fischfond
- 200 ml süße Sahne
- 1/2 Tonkabohne
- Jodsalz, schwarzer Pfeffer
- 2 EL frisches Basilikum
- 1 EL frisches Koriandergrün

1. Den Fisch waschen und trockentupfen. Beiseite stellen.

2. Die Möhren putzen und in feine Scheiben schneiden. Ingwer, Zwiebel und Knoblauch schälen und fein hacken, Pfefferkörner zerstoßen.

3. Möhren und Zwiebel in dem Öl andünsten, zum Schluss den Knoblauch dazugeben, mit Wasser, Weißwein und Fond ablöschen. Alles einmal aufkochen und dann 15 Minuten bei milder Hitze garen lassen.

4. Bei starker Hitze reduzieren, bis etwa die Hälfte der Flüssigkeit verkocht ist. Mit Sahne auffüllen, den Ingwer hinzufügen.

5. Weiter reduzieren, bis alles sämig wird. Die Tonkabohne auf einer Muskatreibe hineinreiben.

6. Den Fisch salzen und mit frisch gemahlenem Pfeffer würzen.

7. Das Gemüse im Topf zu einem Bett zusammenschieben, den Fisch darauf legen, den Deckel schließen und alles etwa 10 Minuten sanft köcheln lassen, bis der Fisch gar ist.

8. Basilikum und Koriander waschen und klein schneiden.

9. Die Filets auf die vorgewärmten Teller geben. Das Basilikum und den Koriander unter die Sauce heben, danach nicht mehr kochen. Dazu passen Basmati-Reis oder Bandnudeln.

Exkurs: Was ist eine Tonkabohne?

Der Tonkabohnenbaum wächst in Südamerika. Aus seinen aromatisch duftenden Blüten entwickeln sich hartschalige, pflaumenähnliche Hülsenfrüchte, die Kumarin enthalten.

Die Früchte werden aufgeschlagen, die Bohnen entnommen und an der Sonne getrocknet. Danach werden sie in Rum eingelegt. Nach 24 Stunden sind die Bohnen schwarz und prall geworden. Sie trocknen ein zweites Mal und schrumpfen wieder zusammen. Jetzt sind sie mit weißen Kumarinkristallen bedeckt. Das Kumarin ist für den betörenden Waldmeisterduft der Tonkabohne verantwortlich.

Früher waren Tonkabohnen ein willkommener Ersatz für Vanille. Die angenehm duftende und zart bitterlich schmeckende Bohne wurde deshalb gern zum Aromatisieren von Pflaumenmus, Bonbons, Backwerk und Likör benutzt. Die Tonkabohne ist auch ein Schädlingsbekämpfer. Legt man sie in den Kleiderschrank, vertreibt sie dort ebenso die Motten wie die allseits unbeliebte Mottenkugel.

Die Tonkabohne passt gut zu hellem Fleisch, Fisch und Schalentieren. Sie ist schwer erhältlich, aber auf jeden Fall kann man sie in der Apotheke bestellen.

Garnelen in Ingwer-Tonka-Sauce

Zutaten für vier Personen

800 g mittelgroße
Garnelen, roh und in der
Schale
3 EL Speisestärke
1 Bund Suppengrün
3 Möhren
1 Zwiebel
1 Knoblauchzehe
2 cm frischer Ingwer
1 EL Sonnenblumenöl
6 Zweige frischer Thymian
2 Zweige frischer Rosmarin
10 schwarze Pfefferkörner
1 Lorbeerblatt
500 ml trockener, schwerer
Weißwein
250 ml Wasser
200 ml süße Sahne
ca. $1/3$ Tonkabohne
Jodsalz, schwarzer Pfeffer

1. Die Garnelen aus der
Schale pulen, waschen und
trockentupfen.
Am Rücken der Länge nach
einschneiden und den
Darm sorgfältig entfernen.
In der Speisestärke wälzen,
sodass sie rundherum von
einem dünnen Mehlfilm
umgeben sind. Beiseite
stellen.

2. Suppengrün und Möhren
putzen, Zwiebel, Knoblauch
und Ingwer schälen und
alles grob zerkleinern.
3. Garnelenschalen im Öl
scharf anbraten, dann
Suppengrün, Möhren,
Zwiebel, Knoblauch und
Ingwer dazugeben, kurz
andünsten. Dann die Kräu-
ter sowie den grob zer-
stoßenen Pfeffer und das
Lorbeerblatt hinzufügen.
4. Mit dem Wein ablöschen,
das Wasser dazuschütten.
Alles einmal kurz aufko-
chen und dann bei milder
Hitze 30 Minuten köcheln
lassen. Für das weitere
Rezept wird nur der entste-
hende Fond benötigt!
5. Den Fond durch ein
feines Sieb abgießen und
dabei in einem anderen Topf
auffangen. Bei starker Hitze
um die Hälfte reduzieren.
6. Die Sahne dazugeben,
10 Minuten köcheln lassen.
7. Die Tonkabohne mit einer
Muskatreibe direkt in die
Sauce reiben, nochmals
5 Minuten köcheln lassen.
8. Mit Salz und frisch
gemahlenem Pfeffer ab-
schmecken.
9. Die Garnelen in die
Sauce geben, etwa 5 Minu-

ten bei milder Hitze ziehen lassen. Auf keinen Fall kochen, sonst werden sie zäh.
Dazu passen Bandnudeln.

■ **Unser Tipp**
Wer in den Ferien zufällig durch einen französischen Supermarkt schlendert, findet gelegentlich Bandnudeln mit Himbeergeschmack, die zu diesem Gericht am besten passen.

Seezunge in Ingwer–Orangen-Sauce

Zutaten für vier Personen

6 kernlose Orangen
2 Schalotten
2 TL frischer Ingwer
1 EL Erdnussöl
200 ml Sahne
200 ml Weißwein
1 TL schwarzer Pfeffer
1 TL Salz
1/2 TL Zucker
700 g Seezungenfilets
2 Stängel Basilikum

1. Vier von den Orangen halbieren und auspressen. Den Saft beiseite stellen.

2. Die restlichen Orangen schälen, den inneren Strunk möglichst mit herausziehen und die weiße Haut entfernen. Die Orangen in Scheiben schneiden.
3. Die Schalotten schälen und in feine Würfel schneiden. Den Ingwer schälen und fein hacken.
4. Beides im Öl vorsichtig dünsten, bis die Schalotten glasig werden.
5. Mit Orangensaft, Sahne und Weißwein auffüllen, ohne Deckel bei starker Hitze etwa auf die Hälfte einkochen.
6. Den Pfeffer zerstoßen, mit Salz und Zucker in die Sauce geben, noch 5 Minuten köcheln lassen.
7. Die Filets waschen und trockentupfen.
8. In die heiße Sauce geben und 2 bis 3 Minuten ziehen lassen. Die Orangenscheiben dazugeben und 1 Minute mit heiß werden lassen.
9. In der Zwischenzeit das Basilikum waschen, mit Küchenpapier trockentupfen und die Blätter abzupfen.
10. Filets, Sauce und Orangen auf einer vorgewärmten

Platte anrichten und mit dem Basilikum garnieren. Dazu passt Basmati-Reis.

Auflauf, wenn Gäste auflaufen

Wer Gäste hat und sich mit ihnen lieber auf ein Schwätzchen ins Wohnzimmer setzt, statt in der Küche zu stehen und zu arbeiten, der hat in den Auflaufgerichten dieser Welt enge Verbündete. So ein Auflauf lässt sich lange vor dem Eintreffen der Gäste vorbereiten, man kann sich sogar noch umziehen und dann ganz entspannt in einen Sessel sinken, bis alles fertig ist. Auch für Ingwerfreunde ist der Auflauf eine interessante Alternative zum Topf- oder Pfannengericht.

Ingwer– Spinatauflauf

Zutaten für vier Personen

1000 g frischer Blattspinat
2 TL frischer Ingwer
1 TL Olivenöl
500 g Hackfleisch
2 Knoblauchzehen
1 TL Salz
1 TL schwarzer Pfeffer
1 EL Kreuzkümmel
200 g Schafskäse
400 g Kartoffeln
etwa 50 g Butter
200 g Schmand
150 g geriebener Käse

1. Den Spinat gründlich waschen, Stiele entfernen und in kochendem Wasser blanchieren, in einem Sieb abtropfen lassen und vorsichtig ausdrücken, damit er möglichst viel Wasser verliert. Beiseite stellen.
2. Den Ingwer schälen und fein hacken, das Öl erhitzen, den Ingwer darin andünsten. Hackfleisch hinzugeben und etwa 2 Minuten bei mäßiger Hitze anbraten. Alles in eine Rührschüssel geben und beiseite stellen.
3. Den Knoblauch schälen und grob hacken. Eine Gabel nehmen und mit der Hälfte des Salzes zu einer Paste zerdrücken. Den Pfeffer in einem Mörser zerstoßen, den Kümmel mahlen, den Schafskäse würfeln.
4. Das Ganze zum Hackfleisch geben und gut vermengen. Den Backofen auf 200 Grad vorheizen.

5. Die Kartoffeln schälen und in etwa 2 mm dicke Scheiben schneiden.

6. Eine feuerfeste, möglichst flache Auflaufform mit der Butter einfetten. Zuerst die Kartoffelscheiben hineinlegen, dann die Hackfleisch-Käse-Mischung aufschichten und darüber den Spinat ausbreiten. Den Spinat mit etwas Salz und Pfeffer würzen.

7. Mit dem Schmand bestreichen. Er verhindert, dass der zum Schluss aufgestreute Käse beim Backen trocken, zäh und klebrig wird.

8. Auf dem Schmand den geriebenen Käse gleichmäßig verteilen.

9. Den Auflauf bei geschlossenem Deckel 40 Minuten backen. Dann den Deckel abnehmen, auf 225 Grad hochheizen und noch etwa 10 Minuten bräunen lassen.

■ Variation

Statt Kartoffeln können Sie 150 g Hirse verwenden. Dazu die Hirse waschen und in ½ Liter Gemüsebrühe 10 Minuten vorgaren.

■ Unser Tipp

Geriebenen Käse gibt es in den meisten Supermärkten an der Käsetheke frisch und sehr günstig zu kaufen. Reste aller Art finden hier eine letzte Verwendungsmöglichkeit. Zum Überbacken ist das genau richtig, da solche Mischungen viel aromatischer sind als einzelne Käsesorten.

Zucchini-Auflauf mit Salbei und Ingwer

Zutaten für vier Personen

1 Knoblauchzehe
4 Schalotten
1 TL frischer Ingwer
10 frische Salbeiblätter
500 g geschälte Dosentomaten
1 TL schwarzer Pfeffer
4 EL Olivenöl
250 ml Rotwein
1 TL Salz
5 mittelgroße Zucchini
50 g Butter
50 g Semmelbrösel
250 g Schmand
40 g Emmentaler
40 g Greyerzer

1. Knoblauch, Schalotten und Ingwer schälen und fein hacken. Den Salbei waschen, trocknen und grob hacken. Die Dosentomaten in ein Sieb geben, den Saft abtropfen lassen, Schalenreste entfernen und klein schneiden. Den Pfeffer in einem Mörser zerstoßen.

2. Das Öl erhitzen. Ingwer und Schalotten andünsten, bis Letztere glasig werden. Knoblauch und Salbei hinzufügen, kurz umrühren, mit den Tomaten und Rotwein ablöschen und etwa 40 Minuten einkochen lassen. Mit Salz und Pfeffer abschmecken. Den Backofen auf 200 Grad vorheizen.

3. Die Zucchini waschen, putzen und in kochendem Salzwasser blanchieren, dann in etwa 2 cm dicke Scheiben schneiden.

4. Eine Auflaufform mit etwas Butter einfetten, mit Semmelbröseln bestreuen und die Zucchinischeiben hineinschichten. Die Tomatensauce darüber schütten und das Ganze mit Schmand bestreichen.

5. Den Käse hobeln und darüber streuen.

6. Den Auflauf 40 Minuten bei geschlossenem Deckel backen. Dann auf 225 Grad hochheizen, den Deckel abnehmen und nochmals 10 Minuten backen, bis der Käse goldbraun ist.

Salat gehört dazu

Ob als Zwischengericht, nach der Hauptmahlzeit oder als leichter Snack: ein Salat gehört einfach dazu.

Die Variante ohne Hühnchen eignet sich gut als Zwischengericht. Mit dem Hühnchen wird der Salat zur leichten Mahlzeit. Auch der Nudel-Gemüse-Salat ist eigentlich eine Mahlzeit für sich.

Pikanter Eisbergsalat mit Hühnchen

Zutaten für vier Personen

300 g Hühnerbrust
1 frisches Eiweiß
1 TL Speisestärke
1 EL frischer, geriebener Ingwer
$1/2$ Eisbergsalat
1 Frühlingszwiebel

1 rote Paprikaschote
50 g Sojasprossenkeimlinge
50 g Champignons
100 g Honigmelone
2 EL Erdnussöl

Für das Salatdressing:
150 g kalorienarme
Salatcreme
150 g Kefir
2 EL Mangochutney
30 ml Sherryessig
1 EL Sojasauce
2 Spritzer Tabasco
1/2 TL Koriander
1/2 TL Kurkuma
3 TL frischer,
geriebener Ingwer
1/2 TL Zucker
1/2 TL Salz
1/2 TL Pfeffer

1. Hühnerfleisch gut säubern, waschen, abtupfen und in kleine Streifen schneiden.
2. Das Eiweiß mit der Speisestärke vermischen und schaumig schlagen. Ingwer und Hühnchen dazugeben und das Ganze eine halbe Stunde marinieren.
3. Eisbergsalat vom Strunk befreien, quer und längs in kleine Stücke schneiden, waschen. Frühlingszwiebel, Paprikaschote, Sprossen und Champignons putzen, waschen und klein schneiden. Honigmelone schälen und klein schneiden. Alle Zutaten vermischen.
4. Für die Sauce Salatcreme, Kefir, Mangochutney, Essig und Sojasauce mischen und glatt rühren. Mit den Gewürzen abschmecken und unter den Salat heben.
5. Das marinierte Hühnchen im Erdnussöl in der Pfanne durchbraten. Auf ein Küchenkrepp geben, damit das überschüssige Bratfett abtropft und warm auf den Salat legen.

Fernöstlicher Nudelsalat

Zutaten für vier bis sechs Personen

400 g chinesische
Eiernudeln
150 g Möhren
150 g Zucchini
150 g Sojasprossen-
keimlinge
120 g Zuckererbsen
4 Frühlingszwiebeln
1 EL Erdnussöl
400 g Mais aus der Dose
1 TL Sesamöl

Für das Salatdressing:
130 g Erdnussbutter
100 ml Gemüsebrühe
5 EL Sojasauce
3 EL Rotweinessig
3 EL Walnussessig
2 Spritzer Tabasco
60 ml Kokossahne
1 EL frischer,
geriebener Ingwer
$^1/_2$ bis 1 EL frischer,
gehackter Knoblauch

1. Reichlich Salzwasser zum Kochen bringen und die Nudeln darin bissfest kochen. Durch ein Sieb abgießen, mit kaltem Wasser abspülen und gut abtropfen lassen.
2. Die Möhren putzen und in dünne Scheiben schneiden.
3. Die Zucchini putzen, waschen und in dünne Stifte schneiden.
4. Sojasprossen waschen, Zuckererbsen und Frühlingszwiebeln putzen, die Frühlingszwiebeln in Ringe schneiden.
5. Zucchini und Möhren 3 Minuten mit 1 Esslöffel Erdnussöl kurz in der Pfanne anbraten. Zum Schluss noch die Frühlingszwiebeln und Sojasprossen kurz mitdünsten. Jeweils eine kleine Menge zur Dekoration zurückhalten.
6. Nudeln in eine Salatschüssel geben, Gemüsemischung aus der Pfanne, Mais und Sesamöl unterheben.
7. Für das Dressing die Erdnussbutter etwas anwärmen, damit sie weich wird. Anschließend alle Zutaten bis auf die Kokossahne vermischen und gegebenenfalls mit einem Mixer glatt rühren. Anschließend die Kokossahne einrühren.
8. Servieren Sie das Dressing separat.

Fingerfood-Party asiatisch

Was früher verächtlich Fastfood hieß, weil man sich das Essen so nebenbei in den Mund schob, nennt sich heute Fingerfood und ist für jede Party hervorragend geeignet. Es kommt darauf an, dass die Gäste ohne Tisch, Stuhl und viel Besteck herumstehen und dabei etwas essen können. Alles lässt sich entweder mit den Händen von einer Serviette oder nur mit einer Gabel vom Teller nehmen.

Der erfahrungshungrige Partygast möchte natürlich von allem einmal probiert haben, um hinterher genau zu wissen, was ihm am besten geschmeckt hat. Auf diese Weise wird viel durcheinander gegessen. Ingwer hilft dem Magen, damit besser fertig zu werden. Außerdem wertet er viele Speisen auf, die kalt oft etwas fad schmecken. Das ist besonders dann der Fall, wenn sie sehr fett sind. Prinzipiell sollten fette Angebote mit viel knackigem Gemüse oder Salat kombiniert werden. Der heimliche Liebling der Fingerfood-Party ist die Frikadelle oder – vornehm ausgedrückt – das Fleischbällchen. Der bodenständige Klops wird traditionell mit etwas Feuchtem ergänzt, damit er locker in den Schlund gleiten kann. Geeignet wie nichts anderes ist der Kartoffelsalat, aber auch eine scharfe Paste oder ein raffiniertes Apfelkompott wären interessante Partner. Und damit die Frikadelle etwas gesünder aussieht, lässt sie sich gerne von farbenfrohem Gemüse umrahmen.

Ingwerfrikadellen mit roter Paprika und Gurke

Zutaten für vier Personen

Für die Frikadellen:
1 altes Brötchen
3 Schalotten
5 Knoblauchzehen
1 TL Salz
2 TL frischer Ingwer
1 TL Kreuzkümmel
1 EL frisches Koriandergrün
1 EL frische Minze
1 TL schwarzer Pfeffer
250 g Lammhackfleisch
250 g Schweinehackfleisch
2 frische Eier
1 EL Weißweinessig
2 EL Olivenöl
50 g Semmelbrösel

Für die Paprika:
1 rote Paprika
2 EL Olivenöl
2 Knoblauchzehen
1 TL Zucker
1 TL schwarzer Pfeffer
$\frac{1}{2}$ TL Salz
1 EL Balsamico-Essig
Salatgurke

1. Das Brötchen einweichen und später gut ausdrücken. Schalotten und Knoblauch schälen und fein hacken. Den Knoblauch mit einer Gabel und dem Salz zu einer Paste zerdrücken. Den Ingwer schälen und fein reiben. Den Kreuzkümmel mahlen. Koriandergrün und Minze waschen, die Blättchen abzupfen und klein hacken. Den Pfeffer mahlen. Hackfleisch und Brötchen mit den anderen Zutaten vermengen.

2. Das Ganze mit den Eiern, dem Essig und der Hälfte des Öls zu einer homogenen Masse verarbeiten, abdecken und 1 Stunde im Kühlschrank stehen lassen.

3. Frikadellen formen und in den Semmelbröseln wälzen.

4. Das restliche Öl in der Pfanne erhitzen und die Frikadellen bei mäßiger Hitze etwa 15 Minuten von allen Seiten bräunen.

5. Die Paprika waschen, halbieren. Strunk, Gehäuse und Kerne vollständig entfernen. In feine Streifen schneiden.

6. Olivenöl erhitzen und Paprika etwa 5 Minuten andünsten.

7. In der Zwischenzeit Knoblauch schälen, sehr fein hacken und dazugeben.

8. Mit Zucker, Pfeffer und Salz würzen, umrühren, 1 Minute dünsten.

9. In ein Sieb geben, kurz abtropfen und dann in einer Schüssel abkühlen lassen.

10. Mit dem Essig mischen.

11. Die Gurke schälen, halbieren und in handliche Streifen schneiden.

12. Zusammen mit den Frikadellen und den Paprikastreifen auf einer Platte anrichten.

Kartoffelsalat mit Ingwer und Kreuzkümmel

Zutaten für vier Personen

500 g Kartoffeln
1 EL frischer Ingwer
2 TL Zitronensaft
1 TL Salz
200 g saure Sahne
1 EL Olivenöl
1 TL Kreuzkümmel
1 Bund Schnittlauch

1. Die Kartoffeln waschen und mit der Schale gar kochen. Nach dem Abkühlen

pellen und in 5 cm dicke Scheiben schneiden.
2. Den Ingwer schälen und sehr fein reiben. Mit Zitronensaft, Salz und saurer Sahne mischen.
3. Sauce und Kartoffeln mischen.
4. Öl erhitzen und den Kreuzkümmel etwa 2 Minuten vorsichtig darin anbraten, bis er anfängt zu knistern. Den Deckel schließen, damit der Kreuzkümmel nicht herausspringt.
5. Unter den Salat heben. Schnittlauch waschen, trocknen und klein hacken. Damit den Salat garnieren.

Scharfe Avocado-Paste

Zutaten für vier Personen

- 2 Avocados
- 2 EL Zitronensaft
- 1 TL frischer Ingwer
- 1 frische grüne Chilischote
- 1 TL Salz
- 1 TL Zucker
- 250 g Jogurt

1. Die Avocados schälen, entkernen, in Würfel schneiden und mit dem Zitronensaft mischen.
2. Den Ingwer schälen und sehr fein reiben.
3. Die Chilischote waschen, der Länge nach halbieren und sorgfältig alle Kerne entfernen. Dann sehr fein hacken.
4. Mit Salz, Zucker und Jogurt mischen. Die Avocados dazugeben und das Ganze zu einer glatten Paste verarbeiten.

■ Unser Tipp

Frische Chilischoten sind zwar nicht gefährlich, führen sich aber so auf. Wenn Sie gerade Chilischoten schneiden, sollten Sie niemandem zu nahe kommen, noch nicht einmal sich selber. Vor allem nicht die Augen reiben oder andere Schleimhäute anfassen. Nach der Arbeit sofort die Hände waschen.
Sollte doch einmal etwas an die falsche Stelle kommen: Das ätherische Öl der Chilischote brennt wie Feuer. Das ist sehr unangenehm, aber nach einer Weile geht es ohne Folgen von selbst wieder vorbei.

Fleischbällchen mit Minzjogurtsauce

1 Brötchen vom Vortag
50 g Cashewkerne oder Erdnusskerne
1 getrocknete Chilischote
400 g Lammhackfleisch
1 frisches Ei
2 EL Semmelmehl
1/2 EL frischer, gehackter Knoblauch
1 gehäufter EL frischer, geriebener Ingwer
1 EL ungemahlene Kardamomsamen
1/2 TL gemahlener Koriander
1/2 Stängel Zitronengras
2 EL Sojasauce
1/2 TL Pfeffer
1/2 TL Salz
2 EL Erdnussöl zum Anbraten

Für die Jogurtsauce:
3 Zweige frische Pfefferminze
250 g türkischer Jogurt
3 EL Sahne
1 TL Zitronensaft
1/2 TL Pfeffer
1/2 TL Salz

1. Das Brötchen in Wasser etwa 15 Minuten einweichen lassen und anschließend gut ausdrücken.
2. Cashewkerne fein hacken.
3. Chilischote im Mörser oder in der Gewürzmühle fein zermahlen.
4. Alle Zutaten (außer Öl) mischen und mit den Gewürzen abschmecken.
5. Mit den Händen werden kleine Bällchen geformt (ergibt etwa 20 Stück) und in heißem Fett rundum etwa 5 Minuten angebraten.

Für die Jogurtsauce:
6. Pfefferminzblätter abzupfen, waschen und sehr klein hacken. Mit den anderen Zutaten in den Jogurt einrühren. Als Dip zu den Hackfleischbällchen servieren.

Ingwer-Gemüsekuchen

Zutaten für vier Personen

Für den Mürbeteig:
200 g Mehl
1 frisches Ei
100 g gekühlte Butter
1/2 TL Salz

Für den Belag:
1 rote Paprika
1 gelbe Paprika
5 mittelgroße Frühlings-
zwiebeln
100 g frische Sojasprossen
1/2 Kopf Chinakohl
2 EL Erdnussöl
3 frische Eier
200 ml Kokossahne oder
süße Sahne
2 EL frisch gepresster
Knoblauch
1 Bund Schnittlauch
1/2 TL Pfeffer
1/2 TL Salz
200 g geriebener
Emmentaler

1. Mehl in eine Schüssel sieben und in die Mitte eine Mulde drücken. Ei und Salz in die Mulde geben und die gekühlte Butter in Flocken auf den Rand setzen.

2. Alles von außen nach innen zu einem Teig kneten und 30 Minuten im Kühlschrank ruhen lassen. Den Backofen auf 200 Grad vorheizen.

3. In der Zwischenzeit Paprika, Frühlingszwiebeln, Sojasprossen und Chinakohl putzen, waschen und klein schneiden.

4. Zunächst die Paprika im Öl anbraten, später Sprossen, Frühlingszwiebeln und Chinakohl kurz mitdünsten lassen.

5. Eier und Kokossahne verquirlen und mit Ingwer, Knoblauch, Pfeffer, Salz und gehacktem Schnittlauch würzen.

6. Teig ausrollen, in eine gefettete Springform einpassen und mit einer Gabel mehrmals einstechen.

7. Gedünstetes Gemüse gleichmäßig auf dem Teig verteilen.

8. Darauf den geriebenen Käse streuen und die Eiermasse gleichmäßig darüber gießen.

9. Im Backofen 30 Minuten bei 200 Grad backen.

▧ Unser Tipp

Wenn's schnell gehen soll, erfüllen 3 Platten tiefgekühlter Blätterteig (anstelle von Mürbeteig) die gleiche Funktion. Sie werden aufgetaut und in die Springform eingepasst.

Süßes rundet das Mahl ab

Und war die Mahlzeit noch so üppig, für einen kleinen Nachtisch ist immer noch Platz. Zumal wenn Ingwer dabei ist, denn der erleichtert die Verdauung. Durch Ingwer bekommt der Nachtisch – als Kontrast zum Süßen – eine gewisse Schärfe. Das erhöht zum Schluss noch einmal die Spannung.

Milchreis mit Ingwer

Zutaten für vier Personen

700 ml Milch
Mark von
$1/2$ Vanilleschote
50 g Kokosraspeln
50 g Zucker
2 TL frischer, geriebener Ingwer
150 g Rundkornreis
1 reife Mango
1 kleine Dose Lychees

1. Milch, Vanillemark, Kokosraspeln, Zucker und Ingwer zusammen aufkochen lassen.

2. Den Reis hinzugeben und bei schwacher Hitze unter mehrmaligem Umrühren etwa 45 Minuten quellen lassen. Alles in Portionsförmchen geben und vor dem Servieren stürzen.
3. Mango schälen und in Streifen schneiden. Lychees abtropfen lassen und halbieren. Beides als Beilage servieren.

Obstsalat mit Ingwer

Damit Ingwer auch zum Obstsalat passt, gehören exotische Früchte hinein.

Zutaten für vier bis sechs Personen

1 reife Papaya
1 reife Mango
$1/2$ frische Ananas
1 Banane
1 kleine Dose Lychees
3 TL frischer, geriebener Ingwer
50 g Kokosraspeln
50 g gehackte Pistazien
50 g gehackte Walnüsse

Für das Salatdressing:
Saft von 1 Zitrone
6 cl Maraschino

2 cl Orangenlikör
2 EL Zucker

Zum Garnieren:
2 EL Puderzucker
20 Blätter Zitronenmelisse
1 EL gehackte
Pistazienkerne

1. Papaya, Mango, Ananas und Banane schälen und in kleine Stücke schneiden. Lychees vierteln.
2. Ingwer, Kokosraspeln, Pistazien und Walnüsse unterheben.
3. Die Zutaten für das Dressing mischen und ebenfalls unterheben. Etwa 15 Minuten ziehen lassen.
4. Vor dem Servieren mit Puderzucker, Zitronenmelisse und Pistazienkernen garnieren.

Ingwerquark

Zutaten für vier Personen

500 g Sahnequark
5 EL Honig
6 cl Orangenlikör
1 unbehandelte Orange
4 TL frischer, geriebener Ingwer

1. Die Schale der unbehandelten Orange reiben.
2. Sahnequark mit dem Honig, dem Orangenlikör und der abgeriebenen Orangenschale glatt rühren und mit dem Ingwer abschmecken.
3. Vor dem Servieren kalt stellen.

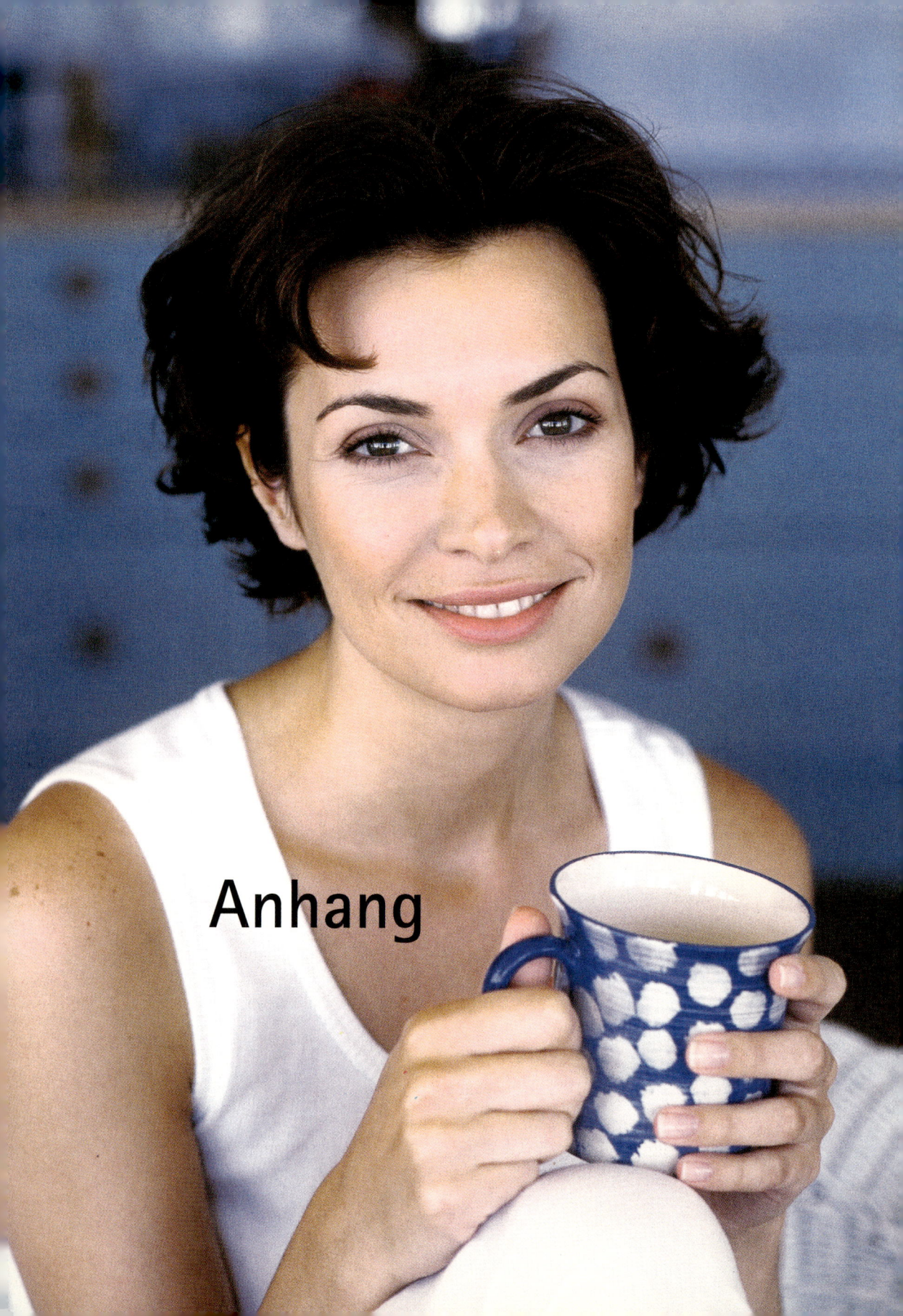

Anhang

Weiterführende Literatur

Aktiv und beweglich bei Rheuma,
Prof. Dr. med. Gräfenstein, K.: Falken Verlag, 1998

Arzneimittel der besonderen Therapierichtung,
Müller-Jahncke, W.-D./ Reichling, J.: Haug Verlag 1996

Aspirin - mehr als nur ein Kopfschmerzmittel,
Schmidt, K./Zerbst, M.: Trias Verlag, 1997

Chinesische-5-Elemente-Ernährung,
Dr. Kunkel, C.: Falken Verlag, 1997

Der Cholesterin-Ratgeber,
Schlierf, G./Geiss, R.-D./ Vogel, G.: Trias Verlag, 1992

Die Heilkraft der Pflanzen,
Poth, S.: Falken Verlag, 1996

Magen- und Darmbeschwerden sanft behandeln,
Wagner-Koch, M.: Mosaik 1997

Rheuma. Wegweiser für ein aktives Leben,
Kienholz, E.: Trias, 1996

The spice trade of the roman empire,
Miller, J.J.: Oxford, 1969

Illustrierte Geschichte der Medizin,
Toellner, R.: Andreas Verlag, 1990

Die antike Wirtschaft,
Finley, M.J.: dtv Wissenschaft, 1977

Kleine Kulturgeschichte der Gewürze,
Küster, H.: Beck, 1997

Exotische Gewürze,
Gordon-Smith, C.: Droemer/ Knaur, 1997

Register

Rezeptverzeichnis

Im FALKEN Verlag sind zahlreiche Titel zum Thema „Naturheilverfahren" erschienen. Überall erhältlich, wo es Bücher gibt.

Dieses Buch wurde auf chlorfrei gebleichtem und säurefreiem Papier gedruckt.

Der Text dieses Buches entspricht den Regeln der neuen deutschen Rechtschreibung.

ISBN 3 8068 2159 3

Umschlaggestaltung: Elisabeth Berthauer
Titelbild: StockFood, (Susie Eising), München
Foto Umschlagrückseite: TLC Foto-Studio-GmbH, Velen-Ramsdorf
Fotos: Karin de Cuveland, Bornheim: S. 4, 8; **Beat Ernst,** Basel: S. 2; **Reinhard-Tierfoto,** Heiligkreuzsteinach: S. 1, 25; **StockFood** (Newedel Karl), München: S. 98; **TLC Foto-Studio-GmbH,** Velen-Ramsdorf: S. 88, 93, 105; **TONY STONE IMAGES,** München: S. 5, 35 (Chave / Jennings), 6, 70 (Andrew Errington), 124 (James Darell)
Layout: Ohl Design, Wiesbaden
Redaktion: Elke Müller
Herstellung: Ohl Design, Wiesbaden

Die Ratschläge in diesem Buch sind von den Autorinnen und vom Verlag sorgfältig erwogen und geprüft, dennoch kann eine Garantie nicht übernommen werden. Eine Haftung der Autorinnen bzw. des Verlags und seiner Beauftragten für Personen-, Sach- und Vermögensschäden ist ausgeschlossen.

Satz: Ohl Design, Wiesbaden
Druck: Appl, Wemding

817 2635 4453 6271